刘从明 编著

中医经典白话图解

黄帝内经素问

白话图解

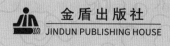

金盾出版社

JINDUN PUBLISHING HOUSE

图书在版编目（CIP）数据

黄帝内经素问白话图解 / 刘从明编著 . -- 北京：金盾出版社，2024.2
（中医经典白话图解）
ISBN 978-7-5186-1665-7

Ⅰ . ①黄… Ⅱ . ①刘… Ⅲ . ①《素问》- 图解 Ⅳ . ① R221.1-64

中国国家版本馆 CIP 数据核字（2024）第 030485 号

黄帝内经素问白话图解

HUANG DI NEI JING SU WEN BAI HUA TU JIE

刘从明　编著

出版发行：金盾出版社	开　本：710mm × 1000mm　　1/16
地　　址：北京市丰台区晓月中路 29 号	印　张：15
邮政编码：100165	字　数：150 千字
电　　话：（010）68276683	版　次：2024 年 2 月第 1 版
（010）68214039	印　次：2024 年 2 月第 1 次印刷
印刷装订：三河市双峰印刷装订有限公司	印　数：1 ~ 5 000 册
经　　销：新华书店	定　价：66.00 元

前　言

《黄帝内经》简称《内经》，是我国医学宝库中现存成书最早的一部医学典籍，它确立了中医学独特的理论体系，成为中医学发展的理论基础，因此历来被视为中医之祖，与《伏羲八卦》《神农本草经》并称为"上古三坟"。

《黄帝内经》由《素问》和《灵枢》两部分组成，共十八卷，各八十一篇。《素问》侧重于基本理论和原则，以人与自然统一观、阴阳学说、五行说、脏腑经络学为主线，论述摄生、脏腑、经络、病因、病机、治则、药物及养生防病等各方面的关系，集医理、医论、医方于一体，保存了《五色》《脉变》《上经》《下经》《太始天元册》等20多种上古医籍的部分学术内容。

《素问》是中医学最古老的理论著作之一，历来受到医家的重视，但作为一部存世几千年的医学作品，其文字古奥，专业术语众多，中医初学者理解吸收有较大的难度，为此，笔者特地编写了《黄帝内经素问白话图解》一书。

本书分为"名家带你读""原文""白话译文""注释＋解读"四部分内容。"名家带你读"部分提炼出每篇的中心内容，便于读者对主要内容做大致的了解。"原文"部分参考了多种善本，每篇均筛选了原文中最能够体现"原著精髓"的部分。"白话译文"部分将原有经文翻译成现代读者容易理解的白话文，力求言简意赅。"注释＋解读"部分对难以理解的字及有深刻内涵的经文进行字义读音解读，力求详尽准确。

本书利用大量表格将重点和难点进行了归纳，配以细致直观的图解，便于理解记忆，让读者闲暇浏览便能轻松得其要旨，仔细研读更能体会到中华医学之精深。

本书对学习和精研《黄帝内经素问》具有较好的辅助作用，适合中医药院校学生、中医药从业者及广大中医药爱好者阅读。

由于作者水平有限，书中可能存在疏漏、谬误、欠妥之处，凡有不准确、不全面之处，敬请专家学者指正。

刘从明

目 录

上古天真论篇 第一

名家带你读

本篇强调了养生对健康和长寿的重要意义，并提出了具体的养生方法；论述了人体生、长、衰、老的过程和规律；最后阐述了四种养生境界及各自能够达到的效果。

乃问于天师曰：余闻上古之人，春秋皆度百岁，而动作不衰；今时之人，年半百而动作皆衰者，时世异耶？人将失之耶？岐伯对曰：上古之人，其知道者，法于阴阳，和于术数，食饮有节，起居有常，不妄作劳，故能形与神俱，而尽终其天年，度百岁乃去。今时之人不然也，以酒为浆，以妄为常，醉以入房，以欲竭其精，以耗散其真，不知持满，不时御神，务快其心，逆于生乐，起居无节，故半百而衰也。

天师：黄帝对岐伯的尊称。

和于术数：和，指调和；术，指养生的方法。和于术数指调养精气的养生方法。

不妄作劳：妄，乱也，此为违背常规之意。不妄作劳指不过度劳累。

天年：指人的自然寿命。

【白话译文】

黄帝向岐伯问道：我听说上古时候的人们，大都能活过百岁，而且行动仍然灵活不显衰老；现在的人，年龄刚过五十岁，动作就缓慢了，呈现出衰老的迹象。这是因为时代的差别呢，还是因为今天的人们不懂得养生

之道的缘故呢？岐伯回答道：上古时代的人，那些懂得
养生之道的，能够取法于天地阴阳自然变化的规律而加
以适应调和，在饮食上有所控制，保持规律的作息，既
不过度操劳，又不会过度行房事，所以形体和精神都很
旺盛，协调统一，才能够活到人类自然寿命的期限，超
过百岁才去世；现在的人就不是这样了，把酒当水浆，
滥饮无度，生活毫无规律，喝醉酒后行房，因恣情纵欲，
而使精气衰竭，真气耗散，不知谨慎地保持精气的充满，
不善于调养精神，而追求一时的快乐，起居作息没有规
律，所以到五十岁就衰老了。

养生的具体方法

知道者
{
1. 法于阴阳——顺应四时的变化
2. 和于术数——修身养性
3. 食饮有节——定时定量
4. 起居有常——作息有规律
5. 不妄作劳——脑力和体力均不
　　　　　　　要过度
}
形与神俱，
度百岁乃去

导致早衰的基本原因

不知道者
{
1. 以酒为浆——饮食不节
2. 起居无节——以妄为常
3. 醉以入房——以欲竭其精
4. 逆于生乐——务快其心
5. 不知持满——不时御神
}
耗散其真，
半百而衰

岐伯曰：**女子七岁，肾气盛，齿更发长。二七而天癸至，任脉通，太冲脉盛，月事以时下，故有子。三七，肾气平均，故真牙生而长极。四七，筋骨坚，发长极，身体盛壮。五七，阳明脉衰，面始焦，发始堕。六七，三阳脉衰于上，面皆焦，发始白。七七，任脉虚，太冲脉衰少，天癸竭，地道不通，故形坏而无子也。**

【白话译文】

岐伯说：女子到了七岁，肾气旺盛起来，牙齿更换，头发开始茂盛。到了十四岁左右，天癸发育成熟，任脉通畅，太冲脉旺盛，月经按时来潮，就能够生育子女。二十一岁时，肾气充盈，智齿生长，身高长到最高点。二十八岁时，筋骨强健有力，头发的生长达到最茂盛的阶段，此时身体最为强壮。三十五岁时，阳明经脉的气血逐渐衰弱，面部开始枯槁，头发也开始脱落。四十二岁时，三阳经脉的气血开始衰弱，面部枯槁，头发开始变白。四十九岁时，任脉气血虚弱，太冲脉的气血也逐渐衰弱，天癸枯竭，月经断绝，所以此时形体衰老，丧失了生育的能力。

天癸：指肾中精气充盈到一定程度时产生的具有促进人体生殖器官成熟、并维持生殖功能的物质。

月事：指月经。

真牙：指智齿。

堕：脱落。

地道不通：指女子绝经。女子属阴、属地，所以女性的生理功能称为"地道"。

读书笔记

女子的生命过程

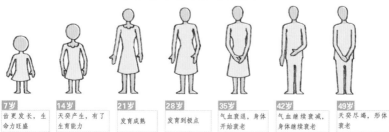

7岁	14岁	21岁	28岁	35岁	42岁	49岁
齿更发长，生命力旺盛	天癸产生，有了生育能力	发育成熟	发育到极点	气血衰退，身体开始衰老	气血继续衰减，身体继续衰老	天癸尽竭，形体衰老

丈夫：指男子。

阴阳和：指男女交合。阴阳，代指男女。和，交合，交媾。

形体皆极：指形体衰弱至极。

解堕：指动作无力的样子。

丈夫八岁，肾气实，发长齿更。二八，肾气盛，天癸至，精气溢泻，阴阳和，故能有子。三八，肾气平均，筋骨劲强，故真牙生而长极。四八，筋骨隆盛，肌肉满壮。五八，肾气衰，发堕齿槁。六八，阳气衰竭于上，面焦，发鬓颁白。七八，肝气衰，筋不能动，天癸竭，精少，肾脏衰，形体皆极。八八，则齿发去。肾者主水，受五脏六腑之精而藏之，故五脏盛，乃能泻。今五脏皆衰，筋骨解（xiè）堕，天癸尽矣，故发鬓白，身体重，行步不正，而无子耳。

【白话译文】

男子在八岁时，肾气充实起来，头发开始茂盛，乳齿也更换了。十六岁时，肾气旺盛，天癸开始成熟，精气满溢而能外泄，如果男女交合，就能生育子女。二十四岁时，肾气充盈，筋骨强健有力，智齿长出，身高也到了最高点。三十二岁时，筋骨粗壮，肌肉结实丰满。四十岁时，肾气衰退，头发开始脱落，牙齿开始松动。四十八岁时，人体上部的阳气逐渐衰弱，面部憔悴无华，两鬓变白。五十六岁时，肝中精气衰弱，筋骨活动不灵活。六十四岁时，天癸枯竭，精气衰少，肾脏衰弱，牙齿和头发脱落，形体和精神都变得衰疲。肾主水，接受并储藏其他各脏腑的精气，所以五脏功能旺盛，肾脏才能向外排泄精气。男子年老之后，五脏功能都已衰退，筋骨

读书笔记

得不到精气的濡养而变得乏力，天癸枯竭。所以发鬓变白，身体沉重，步态不稳，也不能生育子女了。

男子的生命过程

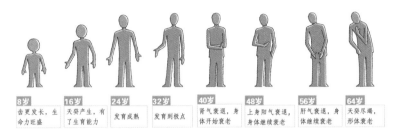

8岁	16岁	24岁	32岁	40岁	48岁	56岁	64岁
齿更发长，生命力旺盛	天癸产生，有了生育能力	发育成熟	发育到极点	肾气衰退，身体开始衰老	上身阳气衰退，身体继续衰老	肝气衰退，身体继续衰老	天癸尽竭，形体衰老

黄帝曰：余闻上古有<u>真人</u>者，提挈天地，把握阴阳，呼吸精气，独立守神，肌肉若一，故能寿敝天地，无有终时，此其道生。

【白话译文】

黄帝说：我听说上古时代有称为"真人"的人，他们掌握了天地阴阳变化的规律，能够吐故纳新，吸收天地间精纯的清气，超然独处，保持精神内守，使身体与筋骨肌肉达合而为一，所以能接近与天地同寿而没有终了的时候，这是他们修道养生的结果。

中古之时，有<u>至人</u>者，淳德全道，和于阴阳，调于四时，去世离俗，积精全神，游行天地之间，视听八达之外，此盖益其寿命而强者也，亦归于真人。

真人：指至真之人。谓养生修养最高的一神人。《内经》依养生成就之高低将人分为真人、至人、圣人、贤人四种。此种说法大概来源于《庄子》。

呼吸精气：指吐故纳新，汲取天地精气的导引行气方法。

至人：指养生修养高、仅次于真人的人。

【白话译文】

中古的时候，有称为"至人"的人，他们具有淳朴之德，能全面地掌握养生之道，和调于阴阳四时的变化，远离世俗社会生活的干扰，积蓄精气，集中精神，自由地驰骋于广阔的天地自然之中，视觉和听觉能达八方极远之处，这是他延长寿命和强健身体的方法，这种人也可以归属"真人"的行列。

八风：指东、西、南、北、东南、西南、西北、东北八方之风。

恚嗔：指恼怒怨恨。

其次有圣人者，处天地之和，从 八风 之理，适嗜欲于世俗之间，无恚（huì）嗔（chēn）之心，行不欲离于世，被服章，举不欲观于俗，外不劳形于事，内无思想之患，以恬愉为务，以自得为功，形体不敝，精神不散，亦可以百数。

【白话译文】

其次有称为"圣人"的人，能够安然地生活在天地自然的正常环境之中，顺从八风的活动规律，使自己的爱好同世俗社会相应，没有恼怒怨恨之情，行为不背离世俗的一般准则，穿着打扮与其他人无异，举动也不会被世俗所拘束。在外，不使形体因为事物而劳累；在内，没有患得患失的思想纷扰，以安静、愉快为目的，以悠然自得为满足。所以他的形体不容易衰惫，精神不易耗散，寿命也可达到百岁左右。

读书笔记

其次有贤人者，法则天地，**象似日月**，辩列星辰，**逆从阴阳**，分别四时，将从上古合同于道，亦可使益寿而有极时。

【白话译文】

其次有称为"贤人"的人，能够依据天地的变化，日月的升降，星辰的位置，以顺从阴阳的消长和适应四时的变迁，追随上古真人，使生活符合养生之道，这样的人也能增益寿命，但有终结的时候。

象似日月：指顺应日月之昼夜盈亏之变化。

逆从阴阳：逆从，偏义副词，意偏于"从"。逆从阴阳指顺从阴阳升降的变化。

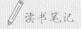
读书笔记

四气调神大论篇 第二

本篇指出人类养生应与四季自然环境相适应；分析了违反自然规律所导致的不良后果，并提出了"不治已病治未病"这一中医学精髓理论，进一步强调了预防思想的重要性。

春三月：指农历的正、二、三月。按节气为立春、雨水、惊蛰、春分、清明、谷雨。

发陈：指推陈出新。

被发缓形：被，通"披"。缓形，松解衣带，使形体舒缓。

春三月，此谓发陈。天地俱生，万物以荣，夜卧早起，广步于庭，被发缓形，以使志生，生而勿杀，予而勿夺，赏而勿罚，此春气之应，养生之道也；逆之则伤肝，夏为寒变，奉长者少。

【白话译文】

春季的三个月，是万物复苏的季节，自然界生机勃发，故称其为发陈。此时，天地自然，都富有生气，万物显得欣欣向荣，人们应该晚睡早起，披散开头发，松解衣袋，舒缓形体，在庭院中漫步，使精神随春天的生发之气而舒畅。对待万物，要符合春天的特点，让它们生长不要扼杀，应当给予的就不要剥夺，应当增加的就不要减少。这是适应春季的时令，保养生发之气的方法。如果违逆了这一办法，便会损伤肝脏，使提供给夏长的条件不足，到夏季就会发生寒性病变，供给夏季的茂长之气就会减少。

夏三月，此谓蕃（fán）秀。天地气交，万物华实，夜卧早起，无厌于日，使志勿怒，使华英成秀，使气得泄，若所爱在外，此夏气之应，养长之道也；逆之则伤心，秋为痎（jiē）疟，奉收者少，冬至重病。

【白话译文】

　　夏季的三个月，是自然界万物繁茂秀美的时令。此时，天气下降，地气上腾，天地之气相交，植物开花结果，长势旺盛，为适应这种环境，人们应该晚睡早起，不要厌恶白天太长，保持心情舒畅，切勿发怒，要使精神像花朵一样秀美，使阳气宣泄通畅，保持对外界事物的浓厚兴趣。这是适应夏季的气候，保护长养之气的方法。如果违逆了这一方法，就会损伤心脏，使提供给秋季的能力不足，到秋天容易发生疟疾之类的疾病，冬天病情可能会加重。

秋三月，此谓容平。天气以急，地气以明，早卧早起，与鸡俱兴，使志安宁，以缓秋刑，收敛神气，使秋气平，无外其志，使肺气清，此秋气之应，养收之道也；逆之则伤肺，冬为飧（sūn）泄，奉藏者少。

夏三月：指农历的四、五、六月。按节气分为立夏、小满、芒种、夏至、小暑、大暑。

蕃秀：蕃，茂盛。秀，华丽。蕃秀指草木繁茂，华美秀丽。

痎疟：疟疾的总称。

秋三月：指农历的七、八、九月。按节气分为立秋、处暑、白露、秋分、寒露、霜降。

容平：容，收容。平，平定。容平，指秋天三个月是万物由华秀而结实，处于收容平定的收成季节。

飧泄：指完谷不化的泄泻。

【白话译文】

秋季的三个月，自然界景象因万物成熟而平定收敛。此时，天高风急，地气清肃。为适应这种环境，人们应该早睡早起，和鸡的活动时间相仿，以保持神志的安宁，减缓秋季肃杀之气对人体的影响；收敛神气，以适应秋季容平的特征，不使神思外驰，以保持肺气的清肃功能，这就是适应秋令的特点而保养人体收敛之气的方法。若违逆了这一办法，就会伤及肺脏，使提供给冬藏之气的条件不足，冬天就会发生飧泄病，提供给冬季的能力就少了。

冬三月，此谓闭藏。水冰地坼，无扰乎阳，早卧晚起，必待日光，使志若伏若匿，若有私意，若已有得，去寒就温，无泄皮肤，使气亟（qì）夺。此冬气之应，养藏之道也；逆之则伤肾，春为痿厥，奉生者少。

【白话译文】

冬天的三个月，是生机潜伏、万物蛰藏的时令。此时，水寒成冰，大地龟裂。为适应这环境，人应该早睡晚起，要等到太阳升起时再起床，不要轻易地扰动阳气，要使思绪平静，如同埋藏起来一样，内心很充实而又不露声色；要避开寒冷，尽量保持温暖，不要使皮肤开泄而耗损阳气，这是适应冬季的气候而保养人体闭藏机能的方法。如果违逆了这一方法，就会损伤肾脏，使提供给春生之气的条件不足，春天就会发生痿厥之疾，奉养生长的能力减少。

冬三月：指农历的十、十一、十二月。按节气分为立冬、小雪、大雪、冬至、小寒、大寒。

闭藏：指生机潜伏。

使气亟夺：气，指阳气。亟，频繁多次。夺，被耗伤。

四季养生之道

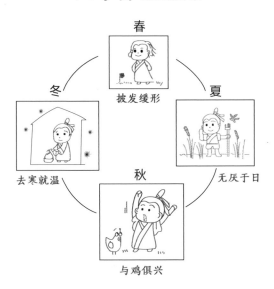

春
披发缓形

夏
无厌于日

秋
与鸡俱兴

冬
去寒就温

🌀 逆春气，则少阳不生，肝气内变。逆夏气，则太阳不长，心气内洞。逆秋气，则太阴不收，肺气焦满。逆冬气，则少阴不藏，肾气独沉。夫四时阴阳者，万物之根本也。所以圣人春夏养阳，秋冬养阴，以从其根，故与万物沉浮于生长之门。逆其根则伐其本，坏其真矣。

少阳：指春季。根据阴阳学说春季为少阳，夏季为太阳，秋季为少阴，冬季为太阴。

内洞：内洞指洞，空，虚。内虚。

独沉：衰惫。

四时阴阳：指春温、夏热、秋凉、冬寒的四季变化和一年阴阳变化规律。

【白话译文】

如果违反了春生之气，少阳之气就不会生发，以致肝气内郁而发生病变。如果违反了夏长之气，太阳之气就不能生长，以致发生心气内虚的病症。如果违反了秋收之气，那么太阴之气就不能收敛，就会使肺气燥闷。如果违背了冬藏之气，则少阴之气不能潜藏，就会使肾气衰弱。四时阴阳的变化，是万物生命的根本，所以圣人在春夏季节保养阳气以适应生长的需要，在秋冬季节保养阴气以适应收藏的需要，顺从了生命发展的根本规律，就能与万物一样，在生、长、收、藏的生命过程中运动发展。如果违逆了这个规律，就会摧残身体的根本，破坏真元之气。

四季阴阳变化

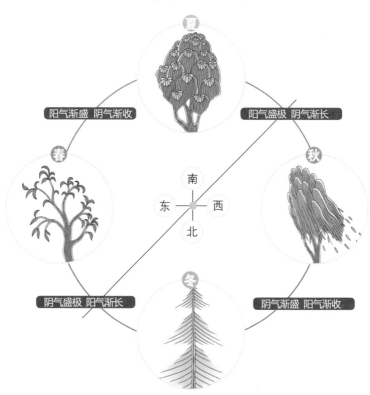

生气通天论篇 第三

名家 带你读

本篇强调了阳气对人体的重要性，指出阴阳平衡是人体健康的关键。四季邪气更替会影响人体健康，过食五味亦会导致五脏发病。因此，人类应当顺应天时的变化调养身体。

🌿 黄帝曰：夫自古通天者，生之本，本于阴阳。天地之间，六合之内，其气九州、九窍、五脏、十二节，皆通乎天气。其生五，其气三，数犯此者，则邪气伤人，此寿命之本也。

【白话译文】

黄帝说：自古以来，人的生命活动都与自然界息息相关，生命的根本就是天之阴阳。天地之间，六合之内，大如九州之域，小如人的九窍、五脏、十二节（人体四肢的肩、肘、腕关节和髋、膝、踝关节），都与自然界阴阳之气相通。自然界阴阳之气衍生五行，阴阳之气又依盛衰消长而分为三阴三阳。如果经常违背阴阳五行的变化规律，那么邪气就会伤害人体。因此，适应这个规律是寿命得以延续的根本。

九州：古代把中国地区分为冀、兖、徐、青、扬、豫、荆、梁、雍九个区域，简称九州。

九窍：上七窍，即两耳、两目、口、两鼻孔；下两窍，即前阴、后阴。

✎ 读书笔记

阴阳平衡是养生的根本

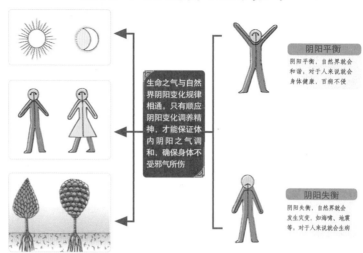

阴阳平衡
阴阳平衡，自然界就会和谐，对于人来说就会身体健康，百病不侵

生命之气与自然界阴阳变化规律相通。只有顺应阴阳变化调养精神，才能保证体内阴阳之气调和，确保身体不受邪气所伤

阴阳失衡
阴阳失衡，自然界就会发生灾变，如海啸、地震等，对于人来说就会生病

大偻：曲背。

瘘：凡日久或脓溃漏，都叫做"瘘"。

俞：通"腧"，经络的孔穴。

风疟：病名。疟疾之一。因夏季贪凉受风，复感疟邪，至秋而发。

🌀 阳气者，精则养神，柔则养筋。开阖不得，寒气从之，乃生大偻（lòu）。陷脉为瘘（lòu），留连肉腠（còu），俞（shù）气化薄，传为善畏，及为惊骇。营气不从，逆于肉理，乃生痈肿。魄汗未尽，形弱而气烁，穴俞以闭，发为风疟。

【白话译文】

阳气在人体内，它的精微可以养神气，柔和之气可以养筋脉。如果腠理开阖失常，寒邪就会乘虚侵入，引起佝偻不能直立的大偻病。如果寒气深入于经脉中，营气不能顺着经脉运行，阻滞在肌肉之中，就会发生痈肿。如果邪气留滞在肌肉纹理，日久而深入血脉，就会形成瘘疮。外邪从背部腧穴侵及脏腑，就会出现善畏和惊骇的症象。如果汗出不透，形体衰弱，阳气消耗，腧穴闭塞，就会发生风疟。

岐伯曰：阴者，藏精而起亟也，阳者，卫外而为固也。阴不胜其阳，则脉流薄疾，并乃狂。阳不胜其阴，则五脏气争，九窍不通。是以圣人陈阴阳，筋脉和同，骨髓坚固，气血皆从。如是则内外调和，邪不能害，耳目聪明，气立如故。

藏精而起亟：明代著名医家张景岳认为"亟即气也"。体内贮藏的阴精是气的来源。

薄疾：薄，通"迫"，急迫。薄疾，指急迫而快速。

陈：陈列得宜，不使偏胜。

【白话译文】

岐伯说：阴精是藏于内部而不断扶持阴气的；阳气则固密于外，起着护卫肌表的作用。如果阳盛阴虚，经脉中的气血流动急迫而快速，甚至会出现神志狂乱；如果阴盛阳虚，就会使五脏气机不和，九窍功能产生障碍。正因为这样，所以圣人调和阴阳，促使筋脉协调，骨髓坚固强劲，气血流畅。如果能达到这一点，就会内外调和，病邪不能侵害，耳聪目明，真气运行如常。

阴阳调和

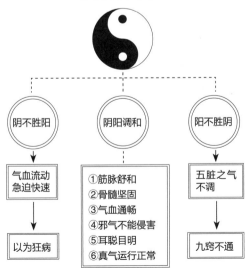

读书笔记

露：指露水。这里引申其意，作动词，有"触冒"之意。

洞泄：指水谷不化而泄泻。

💭 **因于露风，乃生寒热。是以春伤于风，邪气留连，乃为洞泄。夏伤于暑，秋为疟疾。秋伤于湿，上逆而咳，发为痿厥。冬伤于寒，春必温病。四时之气，更伤五脏。**

【白话译文】

出现恶寒发热的疾病，是因为受外界风邪侵犯。所以，春天伤于风邪，邪气滞留不去，便出现完谷不化的泄泻；夏季伤于暑邪，邪气潜藏，秋季便出现疟疾；秋季伤于湿邪，邪气上逆，就会发生咳嗽，并且可能发展成为痿厥病；冬季伤于寒邪，邪气潜伏，第二年春季便出现温病。所以，风寒暑湿这些四季邪气，会更替伤害五脏。

王宫：王脏。王脏，古文作"王藏"。"藏"本为藏物之处。古人认为，王脏是储藏精气之所，故命名为"藏"。后又造"脏"以与普通藏物之处相区别，简化作"脏"。宫，上古泛指房屋。房屋为人之居所，所以，"宫"与"藏"意义相同，故王脏也称为"王宫"。

💭 **阴之所生，本在五味；阴之五宫，伤在五味。是故味过于酸，肝气以津，脾气乃绝。味过于咸，大骨气劳，短肌，心气抑。味过于甘，心气喘满，色黑，肾气不衡。味过于苦，脾气不濡，胃气乃厚。味过于辛，筋脉沮弛，精神乃央。是故谨和五味，骨正筋柔，气血以流，腠理以密，如是则骨气以精。谨道如法，长有天命。**

津：渡口。这里引申为"溢满"。

央：通"殃"，受伤。

【白话译文】

阴精的产生，来源于酸、咸、甘、苦、辛五味的滋养；但是储藏阴精的五脏，也会因过食五味而受到伤害。如果过食酸味的食物，则肝脏津液过盛，会使脾气衰竭；过食咸味食物，腰间高骨的精气就会疲劳，肌肉萎缩，心气被抑制；过食甜味食物，便出现烦闷不安、喘闷、颜面发黑，肾气失去平衡；过食苦味食物，脾气失去濡润，胃气就会薄弱；过食辛味食物，会使筋脉渐渐衰败，精神变得颓废。所以，应当注重调和五味，这样才能使骨骼坚强，筋脉调和，气血畅流，肌肤致密，骨气精纯。因而人们应当谨慎地遵守养生之道，生命才能长久。

五脏所胜之脏

酸

箭头方向为所胜，
如肝胜脾

肝

咸 肾

心 苦

辛 肺

脾 甘

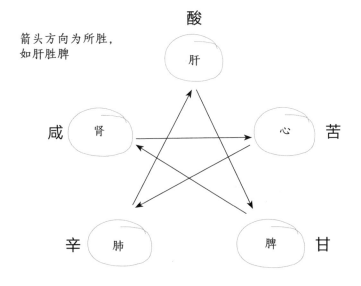

读书笔记

金匮真言论篇 第四

名家 带你读

本篇阐明了四时气候与五脏的对应关系，以及五脏的四时易发病变；说明了阴阳在诊断和治疗疾病中的作用；归纳了五脏与自然界事物的五行配属关系。

股：指大腿。

脏：内脏，此处指心。

四支：指四肢。

东风生于春，病在肝，俞在颈项；南风生于夏，病在心，俞在胸胁；西风生于秋，病在肺，俞在肩背；北风生于冬，病在肾，俞在腰股；中央为土，病在脾，俞在脊。故春气者，病在头；夏气者，病在脏；秋气者，病在肩背；冬气者，病在四支。

【白话译文】

春季刮东风，病变常发生在肝部，表现为颈项疼痛；夏季刮南风，病变常发生在心，表现为胸胁不适；秋季刮西风，病变常发生在肺，表现为肩背酸楚；冬季刮北风，病变常发生在肾，表现为腰酸腿疼；长夏五行为中央土，病变常发生在脾，表现为脊背的疾病征兆。所以，春季得病，病多在头部；夏季得病，病多在心脏；秋季得病，病多在肩背部；冬季得病，病多在四肢。

读书笔记

故春善病鼽（qiú）衄（nǜ），仲夏善病胸胁，长夏善病洞泄寒中，秋善病风疟，冬善病痹厥。故冬不按跷，春不鼽（qiú）衄（nǜ），春不病颈项，仲夏不病胸胁，长夏不病洞泄寒中，秋不病风疟，冬不病痹厥、飧泄而汗出也。

鼽衄：鼽，鼻塞流涕，衄，鼻出血。

长夏：指夏秋两季之间，相当于农历六月。

痹厥：手足麻木逆冷。手足逆冷指手足四肢自下而上冷至肘膝，其冷由四肢末端逆行而上。

【白话译文】

因而春季容易鼻塞流涕、流鼻血，夏季多有胸胁疾病发生，长夏容易因脾脏虚寒出现腹泻病，秋季容易发生风疟病，冬季多出现寒痹、寒厥等病。所以，在冬季不做过分的活动，做到藏阴潜阳，那春季便不会出现流鼻血及颈项疾病，夏季不会发生胸胁部的疾病，长夏不会出现完谷不化的泄泻及中焦寒冷性疾病，秋季不会发生风疟病，冬季不会发生痹病、厥病、完谷不化的泄泻及汗出过多等疾病。

四时气候与人体疾病的关系表

气候	四时	五脏	病位	表现	病名
东风	春	肝	头	颈项疼痛	鼽衄
南风	夏	心	心脏	胸胁不适	胸胁疾病
中央	长夏	脾	脊背	脊背的疾病	洞泄寒中
西风	秋	肺	肩背	肩背酸楚	风疟
北风	冬	肾	四肢	腰酸腿疼	痹厥

读书笔记

平旦至日中：指
清晨至中午，即
六至十二时。

日中至黄昏：指
中午至日落，即
十二至十八时。

合夜至鸡鸣：指
日落至半夜，即
十八至二十四时。

鸡鸣至平旦：指
半夜至清晨，即
零时至六时。

故曰：阴中有阴，阳中有阳。平旦至日中，天之阳，阳中之阳也；日中至黄昏，天之阳，阳中之阴也；合夜至鸡鸣，天之阴，阴中之阴也；鸡鸣至平旦，天之阴，阴中之阳也。故人亦应之，夫言人之阴阳，则外为阳，内为阴。言人身之阴阳，则背为阳，腹为阴。言人身之脏腑中阴阳，则脏者为阴，腑者为阳。肝、心、脾、肺、肾，五脏皆为阴，胆、胃、大肠、小肠、膀胱、三焦，六腑皆为阳。

【白话译文】

所以说：阴中有阴，阳中有阳。白昼属阳，从清晨至中午这段时间里，自然界的阳气是阳中之阳。从中午至黄昏这段时间里，自然界的阳气是阳中之阴。黑夜属阴，从日落到半夜这段时间里，自然界的阴气是阴中之阴。从半夜到清晨这段时间里，自然界的阴气是阴中之阳。人的情况也如此。就人体阴阳而论，外部属阳，内部属阴。就身体的部位来分阴阳，则背为阳，腹为阴。从脏腑的阴阳划分来说，则脏属阴，腑属阳。肝、心、脾、肺、肾五脏都属阴，胆、胃、大肠、小肠、膀胱三焦六腑都属阳。

事物的阴阳表

自然界						属性
天	太阳	白天	上午	明	热	阳
地	月亮	晚上	下午	暗	寒	阴
人体						属性
体外	体表	上身	腰背	腑	活动	阳
体内	体内	下身	腰腹	脏	睡眠	阴

一天的阴阳变化

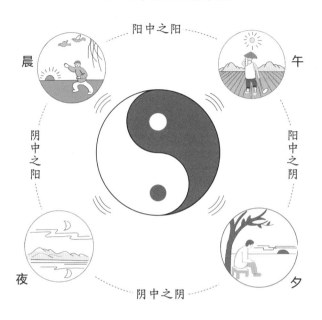

阳中之阳

晨

午

阴中之阳

阳中之阴

夜

夕

阴中之阴

☁ **东方青色，入通于肝，开窍于目，藏精于肝。其病发惊骇，其味酸，其类草木，其畜鸡，其谷麦，其应四时，上为岁星，是以春气在头也。其音角（jué），其数八，是以知病之在筋也，其臭臊。**

岁星：指木星。

角：五音之一。宫、商、角、徵、羽为五音，分别与五行相配，角属木，徵属火，宫属土，商属金，羽属水。

【白话译文】

东方为青色，与肝相对应。肝开窍于双目，精内藏于其中，肝病则魂不安，多见惊骇。肝在五味中为酸，属草木类，在五行中为木，在五畜中为鸡，在五谷中为麦，在四时中属木星，所以春气上升，病在头部。因为肝在五音中为角，在五行生成数中为八，在五气中为臊，所以发病在筋。

荧惑星：指火星。

🌀 **南方赤色，入通于心，开窍于舌，藏精于心，故病在五脏。其味苦，其类火，其畜羊，其谷黍，其应四时，上为荧惑星。是以知病之在脉也。其音徵，其数七，其臭焦。**

【白话译文】

南方为赤色，与心相对应。心开窍于舌。精气内藏于心，发病多在五脏。在五味中为苦，在五行中为火，在五畜中为羊，在五谷中为黍，在四时中和火星相对应。由于心属火，在五音中为徵，在五行生成数中为七，在五气中为焦，心有病多半会发生在血脉和五脏方面。

镇星：指土星。

🌀 **中央黄色，入通于脾，开窍于口，藏精于脾，故病在舌本。其味甘，其类土，其畜牛，其谷稷，其应四时，上为镇星。是以知病之在肉也。其音宫，其数五，其臭香。**

【白话译文】

中央为黄色，与脾相对应。脾开窍于口，精华藏于脾。其在五味中为甘，在五行中为土，在五畜中为牛，在五谷中为稷，在四时中和土星相对应，在五音中为宫，在五行生成数中为五，在五气中为香。所以脾有病会发生在肌肉和舌根部位。

读书笔记

🌀 **西方白色，入通于肺，开窍于鼻，藏精于肺，故病背。其味辛，其类金，其畜马，其谷稻，其应四时，上为太白星。是以知病之在皮毛也。其音商，其数九，其臭腥。**

太白星：指金星。

【白话译文】

西方为白色，和肺相对应。肺开窍于鼻，精华藏于肺。其在五味中为辛，在五行中为金，在五畜中为马，在五谷中为稻，在四时中和金星相对应，在五音中为商，在五行生成数中为九，在五气中为腥。所以病会出现在背部和皮毛方面。

🌀 **北方黑色，入通于肾，开窍于二阴，藏精于肾，故病在谿（xī）。其味咸，其类水，其畜彘（zhì），其谷豆，其应四时，上为辰星。是以知病之在骨也。其音羽，其数六，其臭腐。**

谿：指肘膝腕踝。

彘：指猪。

辰星：指水星。

【白话译文】

北方为黑色，与肾相对应。肾开窍于二阴，精华藏于肾，其在五味中为咸，在五行中为水，在五畜中为猪，在五谷中为豆，在四时中和水星相对应，在五音中为羽，在五行生成数中为六，在五气中为腐。生病多在四肢关节和骨质方面。

📝 读书笔记

阴阳应象大论篇 第五

本篇提出阴阳是天地万物运行变化的根本这一基本概念；指出必须依据阴阳关系的调理，才能取得良好的效果；提出"阳病治阴，阴病治阳"的中医学理念。

清阳：指外在的清净之气。

浊：这里没有污浊的意思，而是深厚、厚重、浓重的意思。

清阳实四支，浊阴归六腑：人的卫气为清阳之气，营气为浊阴之气，卫气在体表运行，保卫人体，抵御邪气；营气灌溉到五脏六腑，起营养的作用。

故清阳为天，浊阴为地。地气上为云，天气下为雨。雨出地气，云出天气。故清阳出上窍，浊阴出下窍；清阳发腠理，浊阴走五脏；清阳实四支，浊阴归六腑。

【白话译文】

清阳之气上升蒸腾为天，浊阴之气下降凝聚为地。地面上的水湿之气蒸腾上升成为云，天空中的云雾之气凝聚下降成为雨；雨是由地气上升之云转变而成的，云是由天气下降之雨蒸发而成的。所以，在人身之中，清阳之气上出于眼、耳、口、鼻诸孔窍；而浊阴之气从下窍而出。清阳之气向外发散肌肤腠理；浊阴之气向内归藏于五脏。清阳之气充实于四肢，使四肢温度正常，运动轻便灵活；浊阴之气内走于六腑，饮食水谷中的营养才能被消化吸收，糟粕才能排出体外。

云雨相互转变的关系

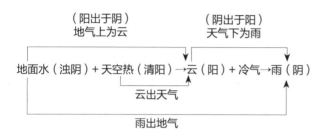

人体清阳浊阴的变化

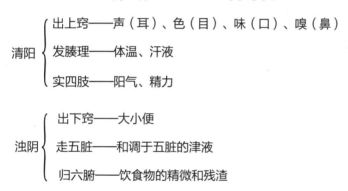

❧ 阴胜则阳病，阳胜则阴病。阳胜则热，阴胜则寒。重寒则热，重热则寒。寒伤形，热伤气。气伤痛，形伤肿。故先痛而后肿者，气伤形也；先肿而后痛者，形伤气也。风胜则动，热胜则肿，燥胜则干，寒胜则浮，湿胜则濡（rú）泻。

动：即动摇，这里指痉挛、抽搐及眩晕一类的症状。

濡：湿，指湿气太重而引起的腹泻之病。

【白话译文】

人体阴阳是相对平衡的，阴偏胜，阳气必然会受到损害，同样的道理，阳偏盛，阴气也会受到损害。阳气偏胜，患者表现出发热；阴气偏胜，患者表现出畏寒。如果寒到极点则出现热的表现，热到极点又会出现寒的表现。寒邪会损害形体，热邪会伤人身之气。气受伤而运行不畅，患者就会因为气脉的阻滞而感到疼痛；形体受伤，患者就会因为肌肉阻滞而肿胀起来。所以凡是先痛后肿的，是由气伤及形体；若是先肿后痛的，则是形伤累及气。风邪偏胜就会引起头晕目眩、肢体痉挛、晃动，热邪偏胜就出现痈肿，燥邪偏胜就出现干枯少津的病症，寒邪偏胜可以导致水肿，湿邪偏胜就出现泄泻。

阴阳之气过盛对人体的影响

身体发热，喘息气粗而汗不能出。牙齿干燥，烦闷

身冷而汗出，身体战栗恶寒，手足逆冷

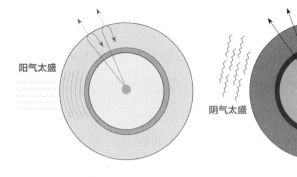

阳气太盛

阴气太盛

读书笔记

🌀 **善诊者，察色按脉，先别阴阳；审清浊，而知部分；视喘息，听音声，而知所苦；观权衡规矩，而知病所主。按尺寸，观浮沉滑涩，而知病所生。以治无过，以诊则不失矣。**

【白话译文】

善于诊治的医生，通过诊察患者的色泽和脉搏，首先辨明疾病属阴还是属阳；审察五色清浊，就可以知道哪个脏腑出现了问题；观察患者呼吸的情况，听患者的声音，从而知道患者的痛苦在哪里；观察四时脉象的正常与否，知道疾病出现在哪一个脏腑；诊察寸口的浮、沉、滑、涩，了解疾病发生的原因。这样，在治疗时就不会犯错，在诊断疾病时就不会出现过失。

察色按脉：观察气色，按脉诊断。

权衡规矩：本是古代度量衡的器具，这里借指四时的不同脉象，即春弦中规、夏洪中矩、秋毛中衡、冬沉中权。

读书笔记

阴阳离合论篇 第六

名家带你读

本篇阐述了阴阳的根本规律是对立统一，这种规律也适用于人体养生；讲述了人体十二经脉分为三阴三阳的道理；详细阐述了三阴三阳经脉的离合情况，并指出三阴三阳经关、阖、枢的作用特点。

广明：阳盛的意思。

太冲：属阴的部位。

太阳：即足太阳。

📖 岐伯曰：圣人南面而立，前曰广明，后曰太冲。太冲之地，名曰少阴；少阴之上，名曰太阳。太阳根起于至阴，结于命门，名曰阴中之阳。中身而上，名曰广明，广明之下，名曰太阴，太阴之前，名曰阳明。阳明根起于厉兑，名曰阴中之阳。厥阴之表，名曰少阳。少阳根起于窍阴，名曰阴中之少阳。是故三阳之离合也：太阳为开，阳明为阖，少阳为枢。三经者，不得相失也，搏而勿浮，命曰一阳。

📝 读书笔记

【白话译文】

岐伯说：圣人面向南方站立，前面名叫"广明"，后面名叫"太冲"。太冲部位的经脉，叫作"少阴"，少阴上的经脉，名为"太阳"，太阳经下端起始于至阴穴，上端结于面部的晴明穴，称之为"阴中之阳"。再以人身上下而言，上半身为阳，腰身以上阳气盛，所以上半身也叫"广明";下半身叫作"太阴",太阴的前面,叫作"阳明"。阳明经下起于厉兑穴,称为"阴中之阳"。由于厥阴表示阴气已尽,重新回阳,所以厥阴之表,叫作"少阳",少阳经脉的下端开始于窍阴穴。少阳和厥阴相表里,又是阳气刚开始出现,所以称为"阴中之少阳"。所以三阳经之离合,分开来说,太阳主表为开,阳明主里为阖,少阳介于表里之间为枢。三者互不排斥,且相互联系,脉搏跳动有力而不过浮,叫作一阳。

三阴三阳经脉的走向

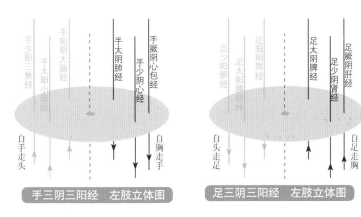

手三阴三阳经　左肢立体图　　足三阴三阳经　左肢立体图

🌀 **岐伯曰:** 外者为阳,内者为阴。然则中为阴,其冲在下,名曰太阴,太阴根起于隐白,名曰阴中之阴。太阴之后,名曰少阴,少阴根起于涌泉,名曰阴中之少阴。少阴之前,名曰厥阴,厥阴根起于大敦,阴之绝阳,名曰阴之绝阴。是故三阴之离合也,太阴为开,厥阴为阖,少阴为枢。三经者,不得相失也,搏而勿沉,名曰一阴。阴阳

隐白:穴位名,在足大趾内侧端,为足太阴经的起始穴位。

涌泉:穴位名,在足心下屈趾宛宛中,为足少阴经的起始穴位。

大敦:穴位名,在足大趾外侧端,为足厥阴经的起始穴位。

毽毽：形容阴阳
之气运行不息。

毽（chōng）毽（chōng），积传为一周，气里形表而为相成也。

【白话译文】

岐伯说：外属阳，内属阴。那么，身上手足当中的经脉为阴，冲脉在脾的下方，叫作"太阴"。太阴脉起于隐白穴，称为"阴中之阴"。太阴的后面，叫作"少阴"。少阴脉起于足心的涌泉穴，称为"阴中之少阴"。少阴的前面，称为"厥阴"。厥阴脉起于大敦穴，称为"阴中之绝阴"。三阴集合与分开情况，主要是太阴为三阴之表，所以为开，厥阴是三阴之里，因而为阖，少阴在表里之间则为枢，三者互不排斥，且相互联系，脉搏跳动有力而不偏沉，称为"一阴"。阴阳之气，昼夜循环，一刻不停，递相专注于周身，气运行于内部，形立于外表，阴阳表相互作用，共同完成人体的生命活动。

三阴三阳经脉的离合

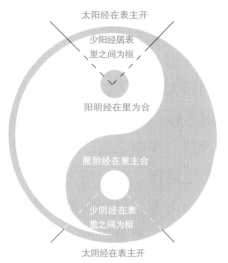

太阳经在表主开
少阳经居表
里之间为枢
阳明经在里为合
厥阴经在里主合
少阴经在表
里之间为枢
太阴经在表主开

阴阳别论篇 第七

名家 带你读

本篇论述了脉象与四时阴阳的对应关系；指出临证应根据阴阳学说来辨别脉象、诊断疾病、预测预后；阐述了各经发病的常见脉象、症状及其预后；最后着重介绍了五种脉象。

黄帝问曰：人有四经十二从，何谓？

岐伯对曰：四经应四时，十二从应十二月，十二月应十二脉。

【白话译文】

黄帝问道：人有四经十二从，这是什么意思？

岐伯回答：四经，是指与四时相应的正常脉象。十二从，是指与十二个月相应的十二经脉。

脉有阴阳，知阳者知阴，知阴者知阳。凡阳有五，五五二十五阳。所谓阴者，真脏也。见则为败，败必死也。所谓阳者，胃脘之阳也。别于阳者，知病处也，别于阴者，知生死之期。三阳在头，三阴在手，所谓一也。别于阳者，知病忌时，别于阴者，知死生之期。谨熟阴阳，无与众谋。

四经：指肝、心、肺、肾四脏。从脉象讲指四时的正常脉象，即春脉弦、夏脉钩、秋脉毛、冬脉石。

十二从：手足三阴三阳之十二经脉，从肺手太阴经起经顺行至足厥阴肝经，与一年十二月相应。

阴阳：阳者，指阳脉；阴者，指阴脉。

五五：第一个五是指五种阳脉，而第二个五，是指肝、心、脾、肺、肾，因此，五脏和五种脉对应起来，就是二十五种脉象。

【白话译文】

脉有阴有阳，能了解什么是阳脉，就能知道什么是阴脉。反之，能了解什么是阴脉，就能知道什么是阳脉。阳脉有五种，五时之中五脏的阳脉各不相同，于是便有二十五种阳脉。所谓阴脉，是指没有胃气的真脏脉。真脏脉是胃气已经败坏的象征，败象如果显现，就必死无疑了。所谓阳脉，是指有胃气之脉。能够辨别阳脉，就可以知道病变的位置；能够辨别真脏脉，就可以判断患者的死亡时间。颈部的人迎脉可以诊察三阳经的变化；手腕部的寸口脉可以诊察三阴经的变化。两种诊脉部位是相互补充的，在诊断中的作用也是统一的。能辨别阳脉，就能知道时令气候和疾病的宜忌；能辨别真脏脉，就能判定死亡时间。在诊治时如果能够谨慎而熟练地辨别阴脉与阳脉，就不会疑惑不决了。

读书笔记

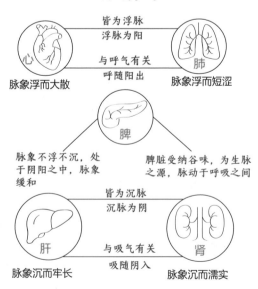

五脏脉象

皆为浮脉
浮脉为阳
与呼气有关
呼随阳出

心
脉象浮而大散

肺
脉象浮而短涩

脾
脉象不浮不沉，处于阴阳之中，脉象缓和

脾脏受纳谷味，为生脉之源，脉动于呼吸之间

皆为沉脉
沉脉为阴
与吸气有关
吸随阴入

肝
脉象沉而牢长

肾
脉象沉而濡实

❧曰：二阳之病发心脾，有不得隐曲，女子不月；其传为风消，其传为息贲者，死不治。

曰：三阳为病发寒热，下为痈肿，及为痿厥腨（shuàn）痛（yuān）；其传为索泽，其传为颓疝。

二阳：指阳明经。

三阳：即太阳，指小肠与膀胱二经。

腨痛：指小腿肚酸痛。

颓疝：指阴囊肿大。

【白话译文】

阳明经发生疾病，就会影响心脾，患者往往感到大小便不通畅，如果是女子就会月经不调，甚至经闭。如果时间久了，病情进一步发展，可能发展成形体逐渐消瘦的风消证，或者呼吸短促、气息上逆的息贲证，就无法治疗了。

太阳经发生疾病，多有寒热的症状，表现为下半身水肿，或者手脚软弱无力，小腿肚酸痛。如果时间久了，病情可能加重，会引起皮肤干燥而不润泽，或变为阴囊肿大的颓疝。

❧曰：一阳发病，少气善咳善泄；其传为心掣，其传为隔。

二阳一阴发病，主惊骇背痛，善噫善欠，名曰风厥。

二阴一阳发病，善胀心满善气。三阳三阴发病，为偏枯萎易，四支不举。

一阳：少阳，指三焦与胆二经。

一阴：厥阴，指肝与心包络二经。

噫：嗳气。

二阳：少阴，指心与肾二经。

三阴：太阴，指肺与脾二经。

【白话译文】

少阳经发生疾病，表现为呼吸微弱短促、言语无力、经常咳嗽、腹泻等症状。如果时间久了，病情进一步发展，能引发心中牵掣疼痛，或者导致饮食不下，大小便阻塞不通。

阳明经与厥阴经同时发生疾病，表现为易惊恐、肩背疼痛、时常嗳气、打呵欠等症状，医学术语为"风厥"。

少阴经和少阳经发生疾病，表现为腹部胀痛、心中烦闷、经常叹气等症状。太阳经和太阴经发生疾病，表现为半身不遂、筋骨懒散、软弱无力、甚至四肢失去功能等症状。

一阳：这里的"阳"指脉搏动的形态。有力为阳，微有力为一阳。

一阴：脉搏动，微无力。

🌀 **鼓一阳曰钩，鼓一阴曰毛，鼓阳胜急曰弦，鼓阳至而绝曰石，阴阳相过曰溜。**

【白话译文】

脉的搏动有力，就像海浪拍岸，来时力强而去时力衰，叫做"钩脉"。具有这种脉象的人阳气正盛。脉的搏动无力，像毛一样轻虚而浮，叫做"毛脉"。这种脉象表明人体的少阴初生。脉的搏动有力紧绷，像触按琴弦一样有弹性，叫做"弦脉"。这种脉象表明人体内的阳气初生。脉的搏动虽有力，但需重按，轻按则不足，像石头下沉，叫做"石脉"。这种脉象表明人体内的阳藏而阴盛。脉的搏动滑而和缓，叫做"溜脉"，即"滑脉"。这种脉象表明人体内的阴阳平和。

读书笔记

五种基本脉象

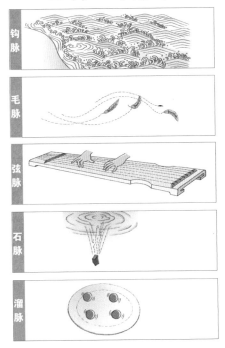

钩脉

毛脉

弦脉

石脉

溜脉

阴争于内，阳扰于外，魄汗未藏，四逆而起，起则熏肺，使人喘鸣。阴之所生，和本曰和。是故刚与刚，阳气破散，阴气乃消亡。淖则刚柔不和，经气乃绝。

和本：本，指阴阳。和本，指阴阳平衡。

【白话译文】

阴阳失去平衡，使五脏功能紊乱。阴气盛于内，阳气扰乱于外，出汗不止，四肢冰冷，就会损伤肺脏，使人喘息气粗。阴气之所以能不断生化，在于阴阳调和。正因为这样，如果以阳助阳，就会使阳气过盛而破散消亡，这时阴气不能与阳气相调和，也必随之消亡；反之，如果阴气过盛，使阴阳失调，经脉的气血也会衰败枯竭。

读书笔记

灵兰秘典论篇 第八

名家带你读

本篇以古代官职中的各个官职作为比喻，论述了人体十二脏腑的地位、功能及相互关系，指出人体十二脏腑是一个相互协调的整体；着重强调了心的主宰地位及重要作用。

十二脏：指心、肝、脾、肺、肾、膻中、胆、胃、大肠、小肠、三焦、膀胱十二个脏器。

官：职守。

膻中：心脏的外围组织，也叫"心包"。

仓廪之官：脾胃有受纳水谷和运化精微之能，故称"仓廪之官"。

黄帝问曰：愿闻十二脏之相使，贵贱何如？

岐伯对曰：悉乎哉问也。请遂言之！心者，君主之官也，神明出焉。肺者，相傅之官，治节出焉。肝者，将军之官，谋虑出焉。胆者，中正之官，决断出焉。膻（dàn）中者，臣使之官，喜乐出焉。脾胃者，仓廪（lǐn）之官，五味出焉。大肠者，传道之官，变化出焉。小肠者，受盛之官，化物出焉。肾者，作强之官，伎巧出焉。三焦者，决渎之官，水道出焉。膀胱者，州都之官，津液藏焉，气化则能出矣。凡此十二官者，不得相失也。故主明则下安，以此养生则寿，殁世不殆，以为天下则大昌。主不明则十二官危，使道闭塞而不通，形乃大伤，以此养生则殃，以为天下者，其宗大危，戒之戒之！

【白话译文】

黄帝问道：我想听听人体六脏六腑这十二个器官的责任分工，有没有主要和次要之分呢？

岐伯回答：你问的真详细呀！让我说说吧。心，主宰全身，好比君主，人的精神意识思维活动都由此而出。肺，犹如辅佐君主的宰相，因主一身之气而调节全身的活动。肝，主怒，就像将军，谋略由此而出。胆，好比负责决策的官员，起着决断的作用。膻中像个内臣，维护着心而接受其命令，心志的喜乐，靠它传达出来。脾和胃受纳五谷，好比仓库，五谷的营养靠它们的作用而得以消化、吸收和运输。大肠是传导之官，它能传送食物的糟粕，使其变化为粪便排出体外。小肠是接受脾胃已消化的食物后，进一步起到分化作用，所以有"受盛"的职能。肾是精力的源泉，由于作用强大而有力，具有"作强"的职能，起到产生智慧和技巧的作用。三焦，可比作管理水道的官职，它使全身的水道通畅。膀胱是州都之官，蓄藏津液，通过气化作用，方能排出尿液。以上这十二官，虽有分工，但其作用应该协调而不能相互脱节。君主明智顺达，下属也会正常安定地工作。所以心主功能正常，则五脏六腑也会协调，用这样的道理来养生，就可以使人长寿，终生不会发生重病，用来治理国家，就会使国家昌盛繁荣。同理，如果心主功能失常，那么，包括其本身在内的十二官就都要发生危险，各器官发挥正常作用的途径闭塞不通，

读书笔记

形体就要受到严重伤害。在这种情况下，谈养生续命只会招致灾殃，缩短寿命。同样，以这样的方法来治理国家，那国家就有败亡的危险，实在要警惕再警惕！

五脏六腑

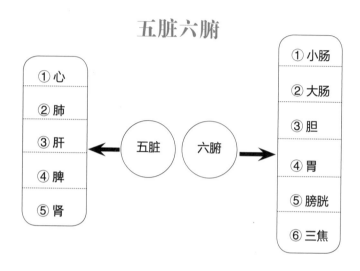

三焦

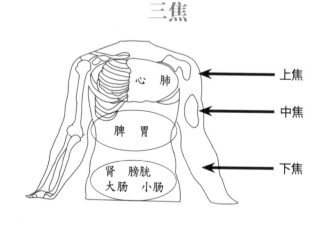

六节藏象论篇 第九

名家带你读

本篇讲述了日月的运行规律，五行气运太过、不及与疾病的关系；论述了脏象和脉象，着重说明了内在脏腑与外界环境的密切关系。

岐伯曰：五日谓之候，三候谓之气，六气谓之时，四时谓之岁，而各从其主治焉。五运相袭，而皆治之，终朞（jī）之日，周而复始，时立气布，如环无端，候亦同法。故曰，不知年之所加，气之盛衰，虚实之所起，不可以为工矣。

五运相袭：五行运行之气，相互承袭。

朞：周年。

【白话译文】

岐伯说：五日为一候，三候为一个节气，六气为一时，四时为一年。一年四时，按着木、火、土、金、水的顺序，各由五运中的一运轮流主管一定的时令。到一年终结时，再从头开始循环。一年分为四时，四时分布节气，逐步推移，如圆环一样没有开端。节气中再分候，也是如此推移下去。所以说，如果不会推算主气与客气相遇的具体情况，不知道一年中风、寒、暑、湿、燥、火六气的变化，不了解五运之气太过与不及的道理，就不能算是一个高明的医生。

读书笔记

气候的概念

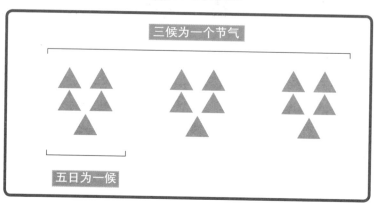

因变以正名: 变,
指变化、变异。正,
指确定、定正。

大神灵: 大神,
对黄帝的赞称。
灵,善的意思。

天食人以五气:
食,供给。天食
人以五气指天供
给人们五气。

气和而生: 气和,
指五脏之气协调
正常。生,指生
化机能。

🌀 **帝曰**: 善。余闻气合而有形, 因变以正名。天地之运, 阴阳之化, 其于万物, 孰少孰多, 可得闻乎?

　　岐伯曰: 悉哉问也, 天至广不可度, 地至大不可量。大神灵问, 请陈其方。草生五色, 五色之变, 不可胜视, 草生五味, 五味之美, 不可胜极, 嗜欲不同, 各有所通。天食 (sì) 人以五气, 地食人以五味。五气入鼻, 藏于心肺, 上使五色修明, 音声能彰; 五味入口, 藏于肠胃, 味有所藏, 以养五气, 气和而生, 津液相成, 神乃自生。

【白话译文】

　　黄帝说: 好。我听说由于天地之气的和合而有万物的形体, 又由于其变化多端以至万物形态差异而定有不同的名称。天地的气运, 阴阳的变化, 它们对于万物的生成, 就其作用而言, 哪个多, 哪个少, 可以听你讲一讲吗？

岐伯说：问的实在详细呀！天极其广阔，不可测度，地极其博大，也很难计量，像您这样伟大神灵的圣主既然发问，就请让我陈述一下其中的道理吧。草木显现五色，而五色的变化，是看也看不尽的；草木产生五味，而五味的醇美，是尝也尝不完的。人们对色味的嗜欲不同，而各色味是分别与五脏相通的。天供给人们以五气，地供给人们以五味。五气由鼻吸入，贮藏于心肺，其气上升，使面部五色明润，声音洪亮。五味入于口中，贮藏于肠胃，经消化吸收，五味精微内注五脏以养五脏之气，脏气和谐而保有生化机能，津液随之生成，神气也就在此基础上自然产生了。

五色、五味、五声

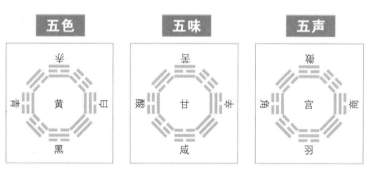

五色 | **五味** | **五声**

华 / 青 黄 白 黑 ／ 异 酸 甘 辛 咸 ／ 宫 角 商 羽

🌀 **帝曰：** 脏象何如？

岐伯曰： 心者，生之本，神之变也；其华在面，其充在血脉，为阳中之太阳，通于夏气。肺者，气之本，魄之处也；其华在毛，其充在皮，为阳

脏象：脏，泛指体内的脏器。象，指内脏活动呈现于外的各种生理和病理征象。脏象，指人体内脏机能活动表现于外的征象。

充：充实。

中之太阴，通于秋气。肾者，主蛰（zhé），封藏之本，精之处也；其华在发，其充在骨，为阴中之少阴，通于冬气。肝者，罢极之本，魂之居也；其华在爪，其充在筋，以生血气，其味酸，其色苍，此为阳中之少阳，通于春气。脾、胃、大肠、小肠、三焦、膀胱者，仓廪之本，营之居也，名曰器，能化糟粕，转味而入出者也，其华在唇四白，其充在肌，其味甘，其色黄，此至阴之类，通于土气。凡十一脏，取决于胆也。

【白话译文】

黄帝说：脏象是怎样的呢？

岐伯回答：心，是生命的根本，智慧的所在；其荣华表现于面部，其充养的组织在血脉，为阳中的太阳，与夏气相通。肺是气的根本，是藏魄的所在，其荣华表现在毫毛，其充养的组织在皮肤，是阳中的太阴，与秋气相通。肾主蛰伏，是封藏经气的根本，为精气存在的地方，其荣华表现在头发，其充养的组织在骨，为阴中之少阴，与冬气相通。肝是耐受疲劳的根本，为魂所居之处，其荣华表现在爪甲，其充养的组织在筋，可以生养血气，其味为酸，其色为苍青，为阳中之少阳，与春气相通。脾为人体饮食的根本，是产生营气的地方。脾的荣华反映在口唇四周，其功能是充养肌肉，其味甘，其色黄。脾处于从阳到阴的位置，为"至阴"，与长夏

蛰：虫类伏藏于土中。这里有闭藏的意思。

罢极：即四极、四肢。

唇四白：指唇口周围的白肉。

读书笔记

季节的土气相通。胃、大肠、小肠、三焦、膀胱像人身体中的容器，贮运饮食水谷，也是营气产生的地方。它们能转变糟粕，传输水谷五味，进而排泄糟粕，吸收精华。而十一脏功能的发挥，又都取决于胆的少阳之气。

内脏与其外在表现的关系

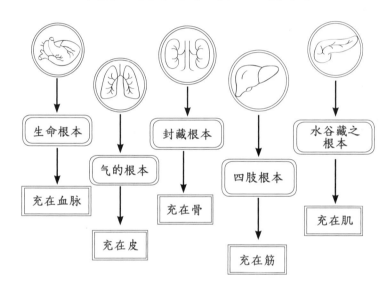

生命根本 → 充在血脉

气的根本 → 充在皮

封藏根本 → 充在骨

四肢根本 → 充在筋

水谷藏之根本 → 充在肌

读书笔记

五脏生成篇 第十

名家 带你读

本篇指出了五脏与体表组织中间相配合的关系，同时阐述了五脏之间相生相克的相互制约关系，并举例说明了色诊和脉诊在临证中的具体应用。

合：配合，外合。心、肝、脾、肺、肾在内，脉、筋、肉、皮、骨在外，外内表里相合，所以叫"心合脉""肺合皮"等。

荣：荣华。五脏精华在体表的反映。

心之**合**脉也，其荣色也，其主肾也。肺之合皮也，其荣毛也，其主心也。肝之合筋也，其荣爪也，其主肺也。脾之合肉也，其荣唇也，其主肝也。肾之合骨也，其荣发也，其主脾也。

【白话译文】

心与脉相应，它的荣华表现在面部的颜色上，制约心火的是肾水；肺与皮肤相应，它的荣华表现在须发上，制约肺金的是心火；肝与筋相应，它的荣华表现在爪甲上，制约肝木的是肺金；脾与肌肉相应，它的荣华表现在口唇上，制约脾土的是肝木；肾与骨骼相应，它的荣华表现在头发上，制约肾水的是脾土。

枳实：中药名，色青黄。

炲：黑黄色，色如烟灰。

衃血：凝血，色黑赤。

五脏之气，故色见青如草兹者死，黄如枳（zhǐ）实者死，黑如炲（tái）者死，赤如衃（pēi）血者死，白如枯骨者死，此五色之见死也。

青如翠羽者生，赤如鸡冠者生，黄如蟹腹者生，白如豕膏者生，黑如乌羽者生，此五色之见生也。生于心，如以缟（gǎo）裹朱。生于肺，如以缟裹红。生于肝，如以缟裹绀（gàn）。生于脾，如以缟裹栝（guā）楼实。生于肾，如以缟裹紫。此五脏所生之外荣也。

缟：白绢。

绀：青赤色。

栝楼实：药名，为葫芦科植物栝楼的果实，熟时为橙黄色。

【白话译文】

面色出现青如死草，枯暗无华的，为死症，出现黄如枳实的，为死症；出现黑如烟灰的，为死症；出现红

五脏气败之象和五脏气盛之象

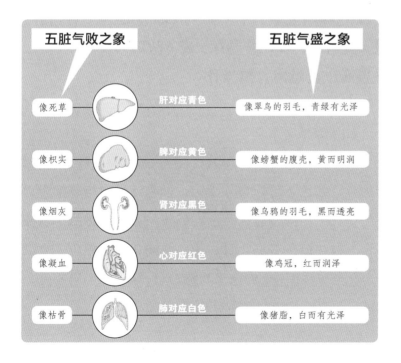

五脏气败之象		五脏气盛之象
像死草	肝对应青色	像翠鸟的羽毛，青绿有光泽
像枳实	脾对应黄色	像螃蟹的腹壳，黄而明润
像烟灰	肾对应黑色	像乌鸦的羽毛，黑而透亮
像凝血	心对应红色	像鸡冠，红而润泽
像枯骨	肺对应白色	像猪脂，白而有光泽

读书笔记

如凝血的，为死症；出现白如枯骨的，为死症。这是五色中表现为死症的情况。

面色青如翠鸟的羽毛，主生；红如鸡冠，主生；黄如螃蟹的腹壳，主生；白如猪脂，主生；黑如乌鸦的羽毛，主生。这是五色中表现有生机而预后良好的情况。心有生机，面色就像细白的薄绢裹着朱砂；肺有生机，面色就像细白的薄绢裹着粉红色的丝绸；肝有生机，面色就像细白的薄绢裹着天青色的丝绸；脾有生机，面色就像细白的薄绢裹着栝楼的果实；肾有生机，面色就像细白的薄绢裹着天紫色的丝绸。这些都是五脏的生机显露于外的荣华。

色味当五脏：当，指合。色味当五脏指色味与五脏相合。

色味当五脏，白当肺、辛，赤当心、苦，青当肝、酸，黄当脾、甘，黑当肾、咸。故白当皮，赤当脉，青当筋，黄当肉，黑当骨。

 读书笔记

【白话译文】

五色、五味与五脏相对应的关系是：白色、辛味与肺相应，红色、苦味与心相应，青色、酸味与肝相应，黄色、甘味与脾相应，黑色、咸味与肾相应。由于五脏外合五体，分别与筋、骨、脉、肌肉、皮肤相应，所以白色又与皮肤相应，赤色又与脉相应，青色又与筋相应，黄色又与肌肉相应，黑色又与骨相应。

中医脏腑理论

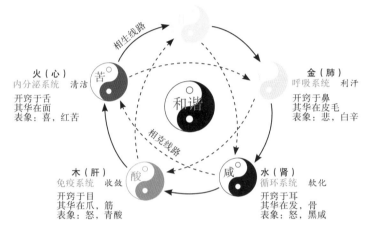

土（脾）
消化系统　滋补
开窍于口、唇
其华在肌肉
表象：思，黄甜

火（心）
内分泌系统　清洁
开窍于舌
其华在面
表象：喜，红苦

金（肺）
呼吸系统　利汗
开窍于鼻
其华在皮毛
表象：悲，白辛

木（肝）
免疫系统　收敛
开窍于目
其华在爪、筋
表象：怒，青酸

水（肾）
循环系统　软化
开窍于耳
其华在发、骨
表象：怒，黑咸

相生线路

相克线路

和谐

苦　酸　咸

🌀 **夫脉之小滑涩浮沉，可以指别；五脏之象，可以类推。五脏相音，可以意识；五色微诊，可以目察。能合脉色，可以万全。**

相音：察听患者音声之清浊长短疾徐。

微诊：指色诊极精微。

【白话译文】

　　脉的大、小、滑、涩、浮、沉，可以凭手指感觉辨别清楚；五脏的生理功能和病理变化，可以类推出来。五脏与五音相关，从患者声音的变化，可以了解到很多；五色的微妙变化，可以通过眼睛进行观察。如果能够将色诊与脉诊结合起来，那么对疾病的诊断就不会出现失误了。

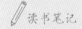 读书笔记

五脏别论篇 第十一

名家 带你读

　　本篇论述了奇恒之腑和传化之腑的概念及其在人体生理上的不同功能，说明了寸口脉诊病的原理及诊断疾病的一般方法。

方士：这里指医生。

女子胞：即子宫。

奇恒之腑：异于一般的腑。

传化之腑：指五腑，即胃、大肠、小肠、三焦、膀胱。

魄门：即肛门。

　　🌀 黄帝问曰：余闻方士，或以脑髓为脏，或以肠胃为脏，或以为腑。敢问更相反，皆自谓是，不知其道，愿闻其说。

　　岐伯对曰：脑、髓、骨、脉、胆、女子胞，此六者地气之所生也。皆藏于阴而象于地，故藏而不泻，名曰奇恒之腑。夫胃、大肠、小肠、三焦、膀胱，此五者天气之所生也，其气象天，故泻而不藏。此受五藏浊气，名曰传化之腑，此不能久留，输泻者也。魄门亦为五脏使，水谷不得久藏。所谓五脏者，藏精气而不泻也，故满而不能实。六腑者，传化物而不藏，故实而不能满也。所以然者，水谷入口，则胃实而肠虚，食下，则肠实而胃虚。故曰实而不满，满而不实也。

【白话译文】

　　黄帝说道：我听一些懂得医学道理的人谈论脏、腑，他们对脏和腑的认识存在着很大的分歧。有的人将脑和髓称为脏,有的人则将肠、胃称为脏,还有的人却将肠、胃、脑、髓都称为腑。他们都坚持认为自己的说法才是正确的。我也不知道谁的说法是对的,希望听您谈谈其中的道理。

岐伯回答:脑、髓、骨、脉、胆、子宫,这六者是受地气滋养而生的。它们以蓄藏阴精为特性,如同大地承载万物一样,具有藏而不泻的功能,名叫"奇恒之腑"。胃、大肠、小肠、三焦、膀胱,这五者是因天气的滋养而生。它们就像天体一样运转不息,所以泻而不藏,以传导排泄为特性,因此被称为"传化之腑"。这是因为食物不能在此过久停留,经分化后,精华及时被转输,糟粕及时被排出。肛门也为五脏行使排泄糟粕的职能,使得水谷糟粕不能长久停留于人体内。所谓五脏,它们的功能特点是藏精气而不外泄的,所以只经常保持精气盈满,不像肠胃那样一时地得到充实。所谓六腑,它们的功能特点是消化食物、传导排泄糟粕,所以它们经常装进食物,但不能像五脏那样保持盈满状态。这是因为食物从口进入胃以后,此时胃是充实的而肠道是空

奇恒之腑和传化之腑

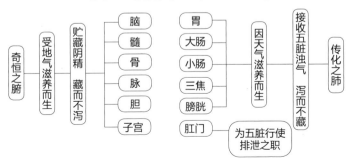

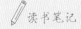
读书笔记

虚的；当食物从胃下行到肠道以后，此时胃是空虚的而肠道却是充实的，这样依次传递。所以说：五脏应随时保持精气盈满，而不能容纳食物；六腑应经常有食物充实其间，但不能阻塞不通。

🌀 **帝曰：气口何以独为五脏主？**

岐伯曰：胃者，水谷之海，六腑之大源也。五味入口，藏于胃，以养五脏气，气口亦太阴也，是以五脏六腑之气味，皆出于胃，变见于气口。故五气入鼻，藏于心肺，心肺有病，而鼻为之不利也。凡治病必察其下，适其脉，观其志意，与其病也。

气口：诊脉部位，即掌后动脉部位。中医认为五脏六腑的脉气在此表现最为明显，故称"气口"，也叫"脉口"。又因诊脉部位距掌后横纹一寸，又称"寸口"。

下：指大小便。

【白话译文】

黄帝问道：为什么切寸口的脉象能诊断五脏六腑的疾病？

岐伯说：胃为水谷之海，是六腑营养物质供给的源泉。饮食五味入口，贮藏于胃，转化为营养物质，通过脾的运化以充养五脏。寸口为手太阴肺经所过之处，因手太阴肺经起于中焦，故寸口也与足太阴脾经关联，五脏六腑的精气都来源于胃，所以其变化能从寸口上体现出来。此外，五气由鼻吸入后，贮藏于心肺，如果心或肺有病，便会出现呼吸不畅或嗅觉失灵。在治疗疾病的时候，必须审察周身上下的情况；切按寸口脉，了解其脉象；观察患者的精神状态及其他症状。

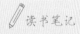
读书笔记

异法方宜论篇 第十二

名家 带你读

本篇分别论述了东方、南方、西方、北方、中央五个地区的气候条件和人们的生活习惯、体质特征、常见的疾病与成因，以及应该采取的治疗方法。

黄帝问曰：医之治病也，一病而治各不同，皆愈何也？

岐伯对曰：地势使然也。故东方之域，天地之所始生也。鱼盐之地，海滨傍水，其民食鱼而嗜咸，皆安其处，美其食。鱼者使人热中，盐者胜血，故其民皆黑色疏理。其病皆为痈疡，其治宜砭石。故砭石者，亦从东方来。

地势：指高低、燥湿等因素。

热中：热邪滞留在肠胃里。因鱼性属火，多食使人热积于中，而病发于外。

盐者胜血：盐味咸，咸能入血，多食则伤血。

【白话译文】

黄帝问道：医生治疗疾病，相同的疾病采取各种不同的治疗方法，但结果都能痊愈，这是什么道理？

岐伯回答：这是地理环境不同而治法各有所宜的缘故。东方地区，具有如同春季万物生发的气象，气候温和，盛产鱼和盐，地处海边而傍水。那里的人们喜欢吃鱼和较咸的食物。他们生活安定，以鱼盐为美食。然而，

读书笔记

鱼吃多了会使人体内积热，咸的食物吃多了则易伤血液。所以那里的居民大多皮肤黝黑，肌腠疏松，易发痈疡一类的疾病。痈疡最适宜于用砭石治疗，因此，砭石疗法是从东方传来的。

陵居：依山而居。

褐荐：褐，毛布。荐，草席。褐荐指以毛布为衣，细草为席的生活习惯。

毒药：泛指治病的药物。

　🐌　**西方者，金玉之域，沙石之处，天地之所收引也。其民陵居而多风，水土刚强，其民不衣而褐荐，其民华食而脂肥，故邪不能伤其形体，其病生于内，其治宜毒药。故毒药者，亦从西方来。**

【白话译文】

西方地区，多山旷野，盛产金和玉石，是多沙石的地方，具有如同秋季收敛的气象。那里的人们依山而居。那儿风沙多，水土之性刚强，人们不穿丝、棉之类的衣服，而穿用毛布做成的衣服，铺的是草席，食用的都是肥美多脂的肉类，所以他们的肌肤致密，外邪不容易侵袭他们的身体。他们的疾病多是从体内而生，这类疾病最适宜用药物治疗，因此，药物疗法是从西方传来的。

乐野处：喜欢在野外居住，即游牧生活。

脏寒生满病：内脏受寒，而发生胀满一类的疾病。

灸焫：即用艾灼烧皮肤。

　🐌　**北方者，天地所闭藏之域也。其地高陵居，风寒冰冽，其民乐野处而乳食，脏寒生满病，其治宜灸焫（ruò）。故灸焫者，亦从北方来。**

【白话译文】

北方地区，具有如同冬季闭藏的气象，那里地理位置高，气候寒冷。那儿的人们过着游牧生活，多食用乳类食物，故当内脏受寒时易得胀满一类的疾病。这类疾病适宜用艾火灸烤来治疗。因此，艾灸疗法是从北方传来的。

🌀 **南方者，天地所长养，阳之所盛处也。其地下，水土弱，雾露之所聚也。其民嗜酸而食胕，故其民皆致理而赤色，其病挛痹，其治宜微针。故九针者，亦从南方来。**

长养：南方的气候地理，适宜养育生长万物。

挛痹：筋脉拘急，肢体麻痹。

微针：小针。

【白话译文】

南方地区，具有如同夏季适合养育生长万物的气象，那里阳气旺盛，地势低凹潮湿，水土性质薄弱，尤多雾露。那儿的人们喜爱吃酸味及发酵食品，所以他们的腠理致密而带红色，多发生筋脉拘急、肢体麻痹一类疾病。这类疾病宜用小针微刺，疏通经络。因此，微针疗法是从南方传来的。

🌀 **中央者，其地平以湿，天地所以生万物也众。其民食杂而不劳，故其病多痿厥寒热。其治宜导引按跷。故导引按跷者，亦从中央出也。**

天地所以生万物也众：自然界用来养育各种生命的物产繁多。

食杂：食用的东西繁多。

【白话译文】

中央地区，地势平坦湿润，适合许多生物生长，物产丰富。这里的人们可以吃到许多不同种类的食物，生活比较安逸，故多患四肢痿弱、厥逆、寒热一类疾病。治疗这类疾病宜用导引按摩的方法，活动肢体，使气血流畅。因此，导引按摩的治疗方法来自中央地区。

不同地区疾病的治疗方法表

地域	环境及生活习惯	体质	疾病	治疗
东方	气候温和，人们生活安定，以鱼盐为美食	肌腠疏松	痈疡	宜用砭石
西方	多沙石，风沙多，水土之性刚强，人们多食肥美多脂的肉类	肌肤致密	病多是从体内而生	宜用药物
北方	地理位置高，气候寒冷，人们多食用乳类食物	较壮	内脏受寒时易得胀满	宜用艾灸
南方	阳气旺盛，地势低凹潮湿。人们喜吃酸味及发酵食品	腠理致密而带红色	筋脉拘急、肢体麻痹	宜用小针微刺
中央	区地势平坦湿润，物产丰富，生活比较安逸	健壮	四肢痿弱、厥逆、寒热	宜用导引按摩

读书笔记

移精变气论篇 第十三

名家带你读

　　本篇论述了不同时期人们的生活环境所引起的疾病及不同的治疗方法；说明了诊察色诊、脉诊在诊断上的重要意义；指出了医生治疗疾病时应注意的问题，同时强调了问诊的重要性。

　　黄帝问曰：余闻古之治病，惟其移精变气，可祝由而已。今世治病，毒药治其内，针石治其外，或愈或不愈，何也？

　　岐伯对曰：往古人居禽兽之间，动作以避寒，阴居以避暑，内无眷慕之累，外无伸宦之形，此恬憺之世，邪不能深入也。故毒药不能治其内，针石不能治其外，故可移精祝由而已。当今之世不然，忧患缘其内，苦形伤其外，又失四时之从，逆寒暑之宜。贼风数至，虚邪朝夕，内至五脏骨髓，外伤空窍肌肤，所以小病必甚，大病必死。故祝由不能已也。

【白话译文】

　　黄帝问道：我听说古代治病，只用改变患者的情绪和精神，变化脏气，用祝由的方法就能使患者康复了。

惟其移精变气：只有改变思想精神。

祝由：是古代用祝说病由以治疗疾病的方法。

眷慕：指爱慕。

伸宦：引申为追求名利。

✎ 读书笔记

而现在治病，不仅能用药物内服从体内治疗，又可以用针刺、砭石通过经络、肌肉、皮肤从外部治疗，但有的疾病能治愈，而有的不能治愈，这是什么原因呢？

岐伯回答：远古时候的人们居住在野外，与禽兽为邻，天冷的时候，通过活动身体来驱走寒冷；天热的时候，就到阴凉的地方避开暑邪的侵袭。他们没有过多眷恋和爱慕的情志牵挂，又没有追名逐利的欲望和行动。人们生活在这样一个恬淡寡欲的时代，自然精神充沛，气血坚实，外邪是不容易侵入体内的。因而那时既不必用药物从内治疗，也不必用针刺、砭石从外疗治，只要改变患者的情绪和精神，用祝由的方法就能把病治好了。而

不同时期的治疗方法

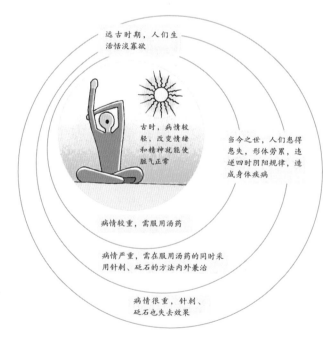

远古时期，人们生活恬淡寡欲

古时，病情较轻，改变情绪和精神就能使脏气正常

当今之世，人们患得患失，形体劳累，违逆四时阴阳规律，造成身体疾病

病情较重，需服用汤药

病情严重，需在服用汤药的同时采用针刺、砭石的方法内外兼治

病情很重，针刺、砭石也失去效果

现在的人们就不像古时那样了，现在的人们患得患失，心里常被忧愁思虑所累，身体又常常因为劳累而损伤，再加上生活作息既违背了四时变化，又违逆了寒暑季节的变化，因此，人们一旦被邪气所中，邪气很快就会内传至五脏、骨髓，向外则损伤孔穴、肌肉和皮肤。所以，小病也可能发展成为重病，而重病就会死亡。这种情况下，用祝由的方法是治不好他们的。

帝曰：愿闻要道。

岐伯曰：治之要极，无失色脉，用之不惑，治之大则。逆从倒行，标本不得，亡神失国。去故就新，乃得真人。

要极：最重要的意思。

去故就新：先治痼疾，后治新病。

【白话译文】

黄帝说：我希望听听诊治疾病的根本原理。

岐伯回答：治疗的关键是不要忘记色诊、脉诊，掌握了色诊、脉诊的内容，在诊断疾病时，才不会被疾病的假象所迷惑，这是治病的重要法则。如果不遵循这个法则，在诊断疾病时把诊治病情的顺逆搞颠倒了，那对疾病的治疗也必然不符合病情。像这样倒行逆施，必然会引起死亡。若用以治国，是要使国家灭亡的。只有去除旧习的简陋知识，采取新的治疗技术，才能掌握远古医家的治疗精髓。

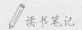
读书笔记

汤液醪醴论篇 第十四

名家 带你读

本篇阐述了醪醴的制作方法及应用；说明了精神气血对治疗效果的重要作用；最后讨论了水肿病的病因和治疗方法。

汤液及醪醴：汤液，是煮米取汁。醪，浊酒。醴，甜酒。醪醴指酒类。

何以然：为什么会这样呢？

✎ 读书笔记

🌊 **黄帝问曰：为五谷汤液及醪（láo）醴（lǐ）奈何？**

岐伯对曰：必以稻米，炊之稻薪，稻米者完，稻薪者坚。

帝曰：何以然？

岐伯曰：此得天地之和，高下之宜，故能至完，伐取得时，故能至坚也。

【白话译文】

黄帝问道：如何用五谷来做汤液和醪醴呢？

岐伯回答：必须是用稻米做原料，用稻草做燃料。因为稻米之气最完备，稻草最坚实。

黄帝问道：为什么这么说？

岐伯说：因为稻得了天地四时的平和之气，又生长在高低适宜的地方，上能接受天之阳气，下能得到水之阴气，所以稻米之气最完备。稻草在秋天收割，是在最适当的季节收割的，所以稻草最坚实。

汤液和醪醴的概念及影响表

名称	解释	影响
汤液	以五谷作为原料熬煮而成的清液，可以用来滋养五脏	后世方剂学家在其影响之下，发明了汤剂、酒剂；现代方药中使用粳米、秫米、薏米、赤小豆等，也是直接从汤液和醪醴发展而来的
醪醴	将五谷熬煮之后，发酵酿造而成，可以用来治疗五脏之病	

帝曰：夫病之始生也，极微极精，必先入结于皮肤。今良工皆称曰：病成名曰逆，则针石不能治，良药不能及也。今良工皆得其法，守其数，亲戚兄弟远近，音声日闻于耳，五色日见于目，而病不愈者，亦何暇不早乎？

岐伯曰：病为本，工为标，标本不得，邪气不服，此之谓也。

极微极精：十分轻微隐蔽。

病成：病情严重，病证已成。

数：指技术要领。

远近：即亲疏。

【白话译文】

黄帝问：当疾病初起的时候，病情都是轻微隐蔽的，那是因为大凡病邪侵袭人体，必先侵袭于皮肤等体表部位。可是现在常有这种情况，医生看到患者的时候，都说疾病已经很严重，即使用针刺、砭石也不能治愈，再

/读书笔记

好的药物也无济于事了。按理说，现在的医生大多掌握了治病的原则，能遵循医治的规律，与患者都能像亲朋好友一样接触，天天都能听到患者声音的变化，看到患者气色的变化，但却不能及早治疗，这是为什么？

岐伯说：疾病的性质及患者的精神心理是"本"，而医生的技术与药物是"标"。如果患者讳疾忌医，或不能与医生很好地配合，那疾病就难以治愈。

🌀 **帝曰：其有不从毫毛而生，五脏阳以竭也，津液充郭，其魄独居，孤精于内，气耗于外，形不可与衣相保，此四极急而动中，是气拒于内，而形施于外，治之奈何？**

岐伯曰：平治于权衡，去宛陈莝（cuò），微动四极，温衣，缪（miù）刺其处，以复其形。开鬼门，洁净府，精以时服；五阳已布，疏涤五脏，故精自生，形自盛，骨肉相保，巨气乃平。

去宛陈莝：去除郁积的废物。

缪刺：即病在左而刺右，病在右而刺左的针刺方法。

洁净府：通利小便。净府，膀胱。

【白话译文】

黄帝问道：有的疾病不是由邪气从外侵袭体表所产生，而是五脏阳气被阻遏所致。五脏阳气被遏，阳不化津，以致水液充斥于皮下、胸腹，肺失去正常功能，阴精孤立于内，正气耗散于外，形体水肿，使得原来的衣服不合身，四肢肿胀，喘息心悸，水气阻隔于内，形体改变于外。应当如何治疗呢？

岐伯回答：治疗时要权衡病情的轻重缓急，调和脏腑阴阳，除去体内的积水，还要让患者轻微地运动肢体，以促进体内阳气的运行。同时要注意保暖，帮助体内阳气恢复。然后用缪刺法针刺肿处，放出体内的水，使其恢复原来的形体；用发汗和利小便的方法开汗孔，泻膀胱，驱逐水邪。水邪既除，就利于津液的产生与布散；五脏阳气的恢复，又会涤除淤积在体内的水液。像这样治疗，精气自然会生成，形体自然会强壮，筋骨肌肉也会保持正常状态，人体的正气也就平和顺畅了。

五脏阳气被遏所引起的疾病与治疗方法

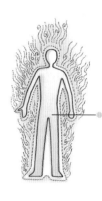

人体五脏阳气被遏，阴精孤立于内，导致水液充斥于皮下、胸腹，形体水肿

解决办法是，调和脏腑阴阳，并用针刺法除去体内的积水，就能使人逐渐恢复原来的体型

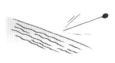

玉版论要篇 第十五

名家 带你读

　　本篇主要介绍了现在已经失传的两部古代医书《揆度》和《奇恒》，分析了这两部医书中关于病色与疾病轻重与预后的关系；阐述了《揆度》和《奇恒》中的诊脉方法及要点。

揆度奇恒：揆度，度量。奇恒，分辨疾病。

至数：至理。

读书笔记

　🌊 **黄帝问曰：余闻揆（kuí）度（duó）奇恒，所指不同，用之奈何？**

　　岐伯对曰：揆度者，度病之浅深也；奇恒者，言奇病也。请言道之至数，五色脉变，揆度奇恒，道在于一。神转不回，回则不转，乃失其机。至数之要，迫近以微，着之玉版，命曰合玉机。

【白话译文】

　　黄帝问道：我听说《揆度》和《奇恒》中诊察疾病的方法不完全相同，所指的内容也各不相同，那么究竟怎样运用呢？

　　岐伯回答：《揆度》记载的是判断疾病深浅的内容，《奇恒》讲的是异乎寻常的疾病的鉴别。诊断疾病的重要原则是要把握住五色和脉象的变化。而《揆度》和《奇恒》

的关键都在于色脉之间有无神气。人身血气总是顺着一定方向循环往复而不逆行，因为如果逆行就不能正常运转进而失去了生机。五色的变化比较浅显且易于掌握，而神的变化却是微妙的，所以可把这些内容镌刻在玉版上，以便与《玉机真脏论》相互参考运用。

☯ **容色见上下左右，各在其要。其色见浅者，汤液主治，十日已。其见深者，必齐主治，二十一日已。其见大（tài）深者，醪酒主治，百日已。色夭面脱不治，百日尽已。脉短气绝死，病温虚甚死。**

　　色见上下左右，各在其要。上为逆，下为从；女子右为逆，左为从；男子左为逆，右为从。易，重阳死，重阴死。阴阳反他，治在权衡相夺，奇恒事也，揆度事也。

在：察的意思。

必齐：齐，通"剂"，指药剂。

大：甚的意思。

脉短气绝：脉短，指脉气不及本位。气绝，指气已脱。

【白话译文】

　　病色在面部的表现，呈现在上下左右不同的部位，应注意观察部位的不同和颜色的深浅。颜色浅的，说明病情比较轻，可用五谷汤液调理，十天就能好；颜色深的，说明病情重些，要服药汤剂来治疗，约二十一天可以治好；颜色特别深的，说明病情已经很严重了，必须要用药酒来治疗，约一百天左右能治好；颜色枯槁没有光泽，且面部肌肉消瘦，就治不好了，一百天就会死亡。

✎ 读书笔记

如果患者脉搏微弱，真气将绝则必死；温热病，阴血特别虚的也必死。

病色在面部的上下左右不同部位呈现，应当注意观察。病色向上移的，说明病情日益严重，为逆；病色向下移的，说明病情逐渐减轻，为顺。女子病色表现在面部右方的为逆，表现在面部左方的为顺；男子病色表现在面部左方的为逆，表现在面部右方的为顺。如果病色变更，倒顺为逆，那就是重阳、重阴，为死亡的征兆。如果阴阳反常，应当权衡虚实轻重，使之恢复平衡，这就是《奇恒》和《揆度》的诊病方法。

察色诊断的方法

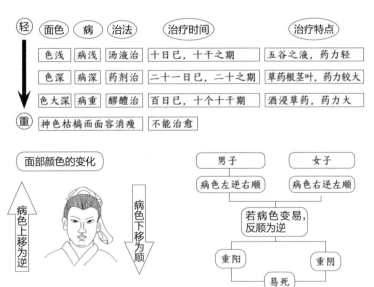

诊要经终论篇 第十六

名家 带你读

本篇指出诊断和治疗疾病与天、地、人之间的关系及其与针刺方法的关系；着重讲述了四季刺法；最后讨论了十二经脉经气败绝时各自表现的临床症状。

黄帝问曰：**诊要何如？**

岐伯对曰：正月二月，天气始方，地气始发，人气在肝。三月四月，天气正方，地气定发，人气在脾。五月六月，天气盛，地气高，人气在头。七月八月，阴气始杀，人气在肺。九月十月，阴气始冰，地气始闭，人气在心。十一月十二月，**冰复**，地气合，人气在肾。

诊要：诊病的要领。

始方：指天气开始旺盛。

冰复：即冰厚。

地气合：指地气闭合。

【白话译文】

黄帝问道：诊断疾病的关键是什么？

岐伯回答：关键在于掌握天、地、人三者的相互关系。正月、二月的天气开始生发，地气开始萌发，这时与之相应的是肝脏之气。三月、四月的天气正盛，地气上升，这时与之相应的是脾脏之气。五月、六月天气盛极，地气上升到极点，这时与之相应的是头脑之气。七

✎读书笔记

月、八月阴气开始上升，呈现肃杀的现象，这时与之相应的是肺脏之气。九月、十月阴气慢慢转盛，地气闭藏，这时与之相应的是心脏之气。十一月、十二月的阴气盛极，阳气伏藏，地气闭合，这时与之相应的是肾脏之气。

天气、地气、人气与养生要点表

时间	天地之气	人气与养生要点
一月、二月	天气生发，地气萌发	气在肝，要保持心情舒畅
三月、四月	天气转盛，地气上升	气在脾，饮食以清淡为主
五月、六月	天气盛极，地气上升到极点	气在头，饮食要清淡
七月、八月	阳气上升	气在肺，少食生燥热食物
九月、十月	阳气转盛，地气避藏	气在头，注意保暖
十一月、十二月	阳气盛极，阳气伏藏，地气闭合	气在肾，注意节欲

散俞：即散在各经的一般腧穴。

络俞：即浅在络脉间的腧穴。

俞窍：各经深在的腧穴。

故春刺散俞，及与分理，血出而止。甚者传气，间者环也。夏刺络俞，见血而止。尽气闭环，痛病必下。秋刺皮肤循理，上下同法，神变而止。冬刺俞窍于分理，甚者直下，间者散下。

【白话译文】

因为人体之气与天地之气的升降相应，所以在进行针刺治疗的时候，春季应针刺散布在各经的腧穴，需深达肌肉腠理，出血后停针。病情较重的话，留针的时间应当久些，等到经气传布后，再将针拔出。病情较轻的话，针刺之后留针时间相对较短，经气在体内循环一周就可拔针。夏季应针刺各络脉的腧穴，看到有血渗出就拔针，等到邪气散尽后用手按压住腧穴的针孔处，等到经气循环一周后，病痛也就消失了。秋季应当用浅刺，针刺皮肤，顺着肌肉的纹理针刺，手、足经都采用这样的方法，等到患者的神色有变化就应停止。冬季刺腧穴应深达肌肉膜理。病重的，可以深刺直入，病较轻的，可向上、下、左、右散刺，且进针要稍缓慢些。

四季针刺疗法

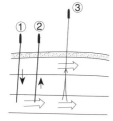

春夏浅刺，主要是引一阴之气到表层。具体方法为：①初下针至深层；②得气后，向上提针；③提针至表层，引一阴气与表层阳气结合

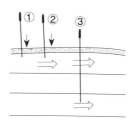

秋冬浅刺，主要是引一阳气至深处。具体方法为：①初下针至浅层；②得气后，向下进针；③进针至深处，引一阳气与深层阴气结合

读书笔记

脉要精微论篇 第十七

名家 带你读

本篇主要是对脉诊的论述。诊脉时要注意时间的选择，注意与察色相结合；讲述了疾病的形成与演变，对于疾病新旧的判断，诊脉的方法，以及各种脉象与所主疾病。

阴气：指营血。

阳气：指卫气。

有过之脉：即有病之脉。

参伍：意思是彼此相参，互相印证，反复参合。

黄帝问曰：诊法何如？

岐伯对曰：诊法常以平旦，阴气未动，阳气未散，饮食未进，经脉未盛，络脉调匀，气血未乱，故乃可诊有过之脉。切脉动静而视精明，察五色，观五脏有余不足，六腑强弱，形之盛衰，以此参伍，决死生之分。

【白话译文】

黄帝问道：怎样进行脉诊呢？

岐伯回答：在早晨进行脉诊最好。因为在早晨，人还没有活动，阴气还没有被扰动，阳气也没有耗散，也还没有进食，经脉中气血还不盛，脉络的气血调和均匀，全身的气血没有被扰乱，因此才容易诊断出病脉。诊脉时，不但要观察脉搏的动静变化，还要观察患者眼中神气的盛衰，面部五色的变化，五脏之气是有余还是不足，六腑功能是强还是弱，形体是强壮还是衰败。综合考察这几个方面，以此来判断病情是轻还是重，以及预后的好坏。

岐伯曰：请言其与天运转大也。万物之外，六合之内，天地之变，阴阳之应，彼春之暖，为夏之暑，彼秋之忿，为冬之怒，四变之动，脉与之上下，以春应中规，夏应中矩，秋应中衡，冬应中权。

【白话译文】

岐伯说：让我说说脉象变化与天体运转相适应的情况吧！世界上的万事万物，四方上下六合以内，天地之间所有的变化，都是与阴阳的变化相适应的。比如一年之内，从春的温暖到夏的炎热，从秋的凉风劲疾到冬的

正常的四时脉象图

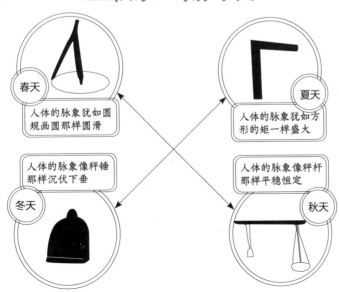

寒风呼啸，这种四时阴阳的变化，使得脉搏也随之发生变化。例如春季人体的脉象就像圆规画圆一样圆滑，夏天人体的脉象犹如方形的矩一样盛大，秋天的脉象像秤杆一样平稳恒定，冬天的脉象像称锤那样沉伏下垂。

🌀 **帝曰：病成而变何谓？**

岐伯曰：风成为寒热，瘅成为消中，厥成为巅疾，久风为飧泄，脉风为疠（lì），病之变化，不可胜数。

疠：指麻风病。

【白话译文】

黄帝问道：疾病的成因和它的变化是怎样的？

岐伯回答：风邪引起的疾病，就会变为寒热；热邪引起的疾病，就会变为消中；体内之气紊乱而上冲，就会形成头晕、头痛等病证；风邪侵入人体日久不去，还会深入内里，影响脾脏而出现完谷不化的飧泄病；风邪侵入血脉，久不能去，就会变为麻风病。病的变化多端，是说不完的。

季胁：胸胁的下部。

中附上：指关部脉。

上附上：指寸部脉。

🌀 **尺内两傍，则季胁也。尺外以候肾，尺里以候腹。中附上，左外以候肝，内以候鬲；右外以候胃，内以候脾。上附上，右外以候肺，内以候胸中；左外以候心，内以候膻中。前以候前。后以候后。上竟上者，胸喉中事也，下竟下者，少腹腰股膝胫足中事也。**

【白话译文】

前臂从腕至肘这段皮肤叫尺肤。尺肤分为三段，且有左、右手的不同，还分为外侧和内侧。在接近肘部的下段，主要是掌管两侧胁肋部，外侧是诊断肾脏疾病，内侧是诊断腹部疾病的。尺肤的中段，左手外侧是诊断肝脏疾病，内侧是诊断膈肌疾病的；右手外侧是诊断胃部疾病，内侧是诊断脾脏疾病的。接近腕部的上段，右手外侧是诊断肺脏疾病，内侧是诊断胸部疾病的；左手寸脉的外侧是诊断心脏疾病，内侧是诊断膻中疾病的。总体上，尺肤部的前面，是诊断身体前面疾病的；尺肤部的后面，是诊断身体后面疾病的；上部超过腕横纹接近鱼际的部位，是诊断胸部和咽喉疾病的；下部接近肘横纹的部位，是诊断少腹、腰、大腿及膝、小腿、足的疾病的。

六部定位诊脉法

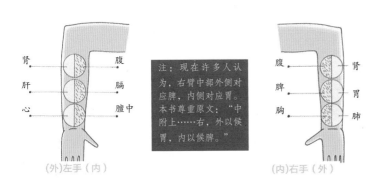

肾
肝
心

腹
膈
膻中

注：现在许多人认为，右臂中部外侧对应脾，内侧对应胃。本书尊重原文："中附上……右，外以候胃，内以候脾。"

腹
脾
胸

肾
胃
肺

(外)左手（内）

(内)右手（外）

读书笔记

平人气象论篇 第十八

带你读

本篇阐述了利用呼吸来测量脉搏至数的方法；从寸口脉的表现判断疾病；五脏出现真脏脉时的死亡日期规律。

平人：指气血调和的健康人。

再动：两至。动，至。

呼吸定息：两次呼吸之间的间歇。

太息：即脉搏有余不尽而复初的意思。

黄帝问曰：平人何如？

岐伯对曰：人一呼脉再动，一吸脉亦再动，呼吸定息，脉五动，闰以太息，命曰平人。平人者不病也。常以不病调病人，医不病，故为病人平息以调之为法。人一呼脉一动，一吸脉一动，曰少气。人一呼脉三动，一吸脉三动而躁，尺热曰病温，尺不热脉滑曰病风，脉涩曰痹。人一呼脉四动以上曰死，脉绝不至曰死，乍疏乍数曰死。

✏读书笔记

【白话译文】

黄帝问道：正常人的脉象是什么样的？

岐伯回答：人呼气时脉搏跳动两次，吸气时脉搏跳动两次，呼气与吸气之间脉搏跳动一次，这样呼吸时脉搏一共跳动五次，这是平人的脉象。平人是指健康无病的正常人。通常以正常人的呼吸，作为衡量患者脉搏的标准。这是诊脉的法则。因此，没病的医生可以调匀自己的呼吸，去测患者的脉搏。

人呼气时，脉搏跳动一次，吸气时，脉搏也跳动一次，是因为气不足。人呼气时，脉搏跳动三次，吸气时脉搏也跳动三次，并且躁动、上肢的内侧发热，这种是温热性疾病。如果上肢的内侧不发热，脉象滑是风病，脉象涩是痹病。人呼气时，如果脉搏跳动四次以上就会死亡，如果脉象断绝并没有了迹象也会死亡，如果脉搏忽快忽慢也会死亡。

正常的脉象是一息四至或五至

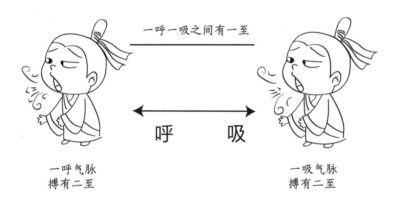

一呼一吸之间有一至

呼　　吸

一呼气脉搏有二至

一吸气脉搏有二至

欲知寸口太过与不及，寸口之脉中手短者，曰头痛。寸口脉中手长者，曰足胫痛。寸口脉中手促上击者，曰肩背痛。寸口脉沉而坚者，曰病在中。寸口脉浮而盛者，曰病在外。寸口脉沉而

促上击：脉独盛于寸口，应指有短促迫疾之感。

疝瘕：疝，指疝
气。瘕，腹中积块。

小实：指脉凝聚
固结。

脉急：脉紧。

弱，日寒热及疝（shàn）瘕（jiǎ）少腹痛。寸
口脉沉而横，日胁下有积，腹中有横积痛。寸
口脉沉而喘，日寒热。脉盛滑坚者，日病在外，脉
小实而坚者，病在内。脉小弱以涩，谓之久病。
脉滑浮而疾者，谓之新病。脉急者，日疝瘕少腹痛。
脉滑日风，脉涩日痹。缓而滑日热中。盛而紧
日胀。

【白话译文】

如何诊断寸口脉象的太过与不及呢？寸口脉应指而
短的，是头痛的症状；寸口脉应指而长的，是足痛、小
腿痛的症状；寸口脉应指短促而上击的，是肩背痛的症
状；寸口脉沉而紧的，是体内有病；寸口脉浮而盛大的，
是体表有病；寸口脉沉而软弱，是寒热、疝气、积聚、
小腹疼痛等病证；寸口脉沉而横格于指下，是胁下及腹
中有积聚；寸口脉沉且搏动如喘的，是寒热病；脉象盛
滑而紧的，是体外有病；脉小实而紧的，是体内有病；
脉小弱而涩的，是得病时间较长了；脉浮滑而疾的，是
刚刚得病；脉沉而紧急，是疝气、积聚、小腹疼痛等病；
脉滑是风病；脉涩是痹症；脉弛缓而滑，是体内有热；
脉盛而紧，是腹胀。

读书笔记

寸口脉反常脉象

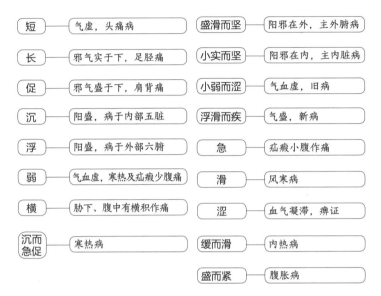

短 —— 气虚，头痛病	盛滑而坚 —— 阳邪在外，主外腑病
长 —— 邪气实于下，足胫痛	小实而坚 —— 阳邪在内，主内脏病
促 —— 邪气盛于下，肩背痛	小弱而涩 —— 气血虚，旧病
沉 —— 阳盛，病于内部五脏	浮滑而疾 —— 气盛，新病
浮 —— 阳盛，病于外部六腑	急 —— 疝瘕小腹作痛
弱 —— 气血虚，寒热及疝瘕少腹痛	滑 —— 风寒病
横 —— 胁下、腹中有横积作痛	涩 —— 血气凝滞，痹证
沉而急促 —— 寒热病	缓而滑 —— 内热病
	盛而紧 —— 腹胀病

❧ **肝见庚辛死；心见壬癸死；脾见甲乙死；肺见丙丁死；肾见戊己死。是谓真脏见皆死。**

【白话译文】

如果肝脏真脏脉出现，到了庚日、辛日就会死亡；如果心脏真脏脉出现，到了壬日、癸日就会死亡；如果脾脏真脏脉出现，到了甲日、乙日就会死亡；如果肺脏真脏脉出现，到了丙日、丁日就会死亡；如果肾脏真脏脉出现，到了戊日、己日就会死亡。这就是常说的真脏脉出现后，推测死亡日期的方法。

肝见庚辛死：肝的真脏脉出现，至庚辛日当死。肝，指肝之真脏脉。肝属木，庚辛属金，金为木之所不胜，故"肝见庚辛死"。以下同理。

玉机真脏论篇 第十九

名家 带你读

本篇主要论述了五脏疾病的传变规律；介绍了五虚和五实的症状和预后。

五脏受气于其所生：气，指病气。五脏受气于其所生指五脏所受的病气，来源于它所生的脏。

所胜：所克之脏。

气之逆行：指病气的逆传。

占：推测，预测。

五脏受气于其所生，传之于其所胜，气舍于其所生，死于其所不胜。**病之且死，必先传行至其所不胜，病乃死。此言气之逆行也，故死。**肝受气于心，传之于脾，气舍于肾，至肺而死。心受气于脾，传之于肺，气舍于肝，至肾而死。脾受气于肺，传之于肾，气舍于心，至肝而死。肺受气于肾，传之于肝，气舍于脾，至心而死。肾受气于肝，传之于心，气舍于肺，至脾而死。**此皆逆死也，一日一夜五分之，此所以占死生之早暮也。**

【白话译文】

五脏中的每一脏器，都是从其所生处接受病气，后又传给其所克的脏器，并将病邪留在生己的脏器，死于克己的脏器。当病到要死的时候，必须要等到邪气传到克其的脏器，患者才会死亡。这就是所说的病邪逆传，

076

从而引起死亡。例如，肝脏从心脏处接受病气，又将病气传于脾脏，停留在肾脏，当邪气传到肺脏时，患者就要死亡了。心脏从脾脏处接受病气，又将邪气传于肺脏，停留在肝脏，当邪气传到肾脏时，患者就要死亡了。脾脏从肺脏处接受病气，又将病气传到肾脏，停留在心脏，当邪气传到肝脏时，患者就要死亡了。肺脏从肾脏处接受病气，又将病气传到肝脏，停留在脾脏，当邪气传到心脏时，患者就要死亡了。肾脏从肝脏处接受病气，又将病气传到心脏，停留在肺脏，当邪气传到脾脏时，患者就要死亡了。这都是病邪逆传而死的例子，如将一天一夜划分为五个时间阶段，并分别归属于一定的脏腑，就可以推测出患者死亡的大概时间了。

❤ **帝曰：愿闻五实五虚。**

岐伯曰：脉盛、皮热、腹胀、前后不通、闷瞀（mào），此谓五实。脉细、皮寒、气少、泄利前后、饮食不入，此谓五虚。

闷瞀：烦乱。

帝曰：其时有生者，何也？

岐伯曰：浆粥入胃，泄注止，则虚者活；身汗得后利，则实者活，此其候也。

后利：指大便通利。

【白话译文】

黄帝说：想听听什么叫五实五虚。

岐伯说：脉象盛大，皮肤发热，腹部胀大，大小便不通，目眩烦闷，就是五实证；脉搏细弱，皮肤寒冷，气短不足，大小便泄利，不欲饮食，就是五虚证。

　　黄帝问道：五实证、五虚证有时有治愈的，这其中的道理是什么呢？

　　岐伯回答：如患者喝了稀粥，大小便泄泻停止了，表明胃气渐渐恢复，那么得五虚之证的人就可能痊愈；如患者身上汗出，大便通畅了，表明病邪外出，那么五实证也有痊愈的可能。这是五实证和五虚证的表现。

五实与五虚

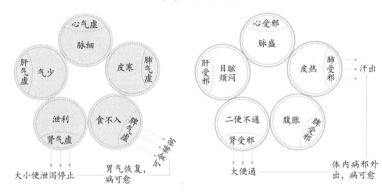

五实

五脏同时感受了邪气，可致人死亡。但是，如果出现了虚箭头所示的现象，疾病就会好转

五虚

五脏同时气虚，可致人死亡。但是，如果出现了虚箭头所示的现象，疾病就会好转

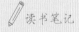
读书笔记

三部九候论篇 第二十

名家 带你读

本篇讲述了天地至数和人体九部三候的关系；介绍了三部九候所反映疾病的诊察方法、预后判断和治疗方法。

帝曰：愿闻天地之至数，合于人形血气，通决死生，为之奈何？

岐伯曰：天地之至数始于一，终于九焉。一者天，二者地，三者人，因而三之，三三者九，以应九野。故人有三部，部有三候，以决死生，以处百病，以调虚实，而除邪疾。

帝曰：何谓三部？

岐伯曰：有下部、有中部、有上部，部各有三候。三候者，有天有地有人也。必指而导之，乃以为真。上部天，两额之动脉；上部地，两颊之动脉；上部人，耳前之动脉。中部天，手太阴也；中部地，手阳明也；中部人，手少阴也。下部天，足厥阴也；下部地，足少阴也；下部人，足太阴也。故下部之天以候肝，地以候肾，人以候脾胃之气。

帝曰：中部之候奈何？

始于一，终于九：数理哲学认为数始于一，而终止于九。九加一为十，十又是一的开始。最基本的数就是一至九，"一"为数之始，"九"为数之终。

野：分野，是划分界线，也就是划分区域的意思。

处：诊断。

岐伯曰：亦有天，亦有地，亦有人，天以候肺，地以候胸中之气，人以候心。

帝曰：上部以何候之？

岐伯曰：亦有天，亦有地，亦有人。天以候头角之气，地以候口齿之气，人以候耳目之气。三部者，各有天，各有地，各有人。三而成天，三而成地，三而成人。三而三之，合则为九，九分为九野，九野为九脏。故神脏五，形脏四，合为九脏。五脏已败，其色必夭，夭必死矣。

【白话译文】

黄帝问道：希望听您说一说天地间的至理，从而使其与人的形体相结合，血气通畅，以此来定人的生死，怎样才能达到目的？

岐伯回答：天地间的至数，从一开始，到九终止。一为阳，代表天，二为阴，代表地，人居天地之间，所以用三代表人。天地人合而为三，三三为九，从而与地之九野之数相应。因此人体诊脉的部位有上、中、下三部，每一部又各有天、地、人三候，凭借这三部九候的脉象，就能判断人的生死，诊断疾病，调理虚实盛衰，进而祛除病邪。

黄帝问道：什么是三部呢？

岐伯回答：有上、中、下三部，并且每部又各有三候。所谓三候，是天、地、人，这些必须有老师的指导才能

读书笔记

弄得清楚。上部的天，指额部两侧的动脉；上部的地，指两侧颊部的动脉；上部的人，指两侧耳前的动脉。中部的天，指手太阴肺经经渠穴动脉搏动处；中部的地，指手阳明大肠经合谷穴动脉搏动处；中部的人，指手少阴心经神门穴动脉搏动处。下部的天，指足厥阴经五里穴动脉搏动处，女子取太冲穴；下部的地，指足少阴经太溪穴动脉搏动处；下部的人，指足太阴经箕门穴动脉搏动处。所以，下部的天是诊断肝脏经气的盛衰，下部的地是诊断肾脏经气的盛衰，下部的人是诊断脾胃经气的盛衰。

黄帝问道：中部之候又是怎样的？

岐伯回答：中部也是有天、地、人三候。中部天是诊断肺脏经气盛衰，中部地是诊断胸中气血旺衰，中部人是诊断心脏经气盛衰。

黄帝问道：上部拿什么来诊断？

岐伯回答：上部同样也是有天、地、人三候。上部天是诊断头部位气血的盛衰，上部地是诊断口齿部位气血的盛衰，上部人是诊断耳目部位气血的盛衰。三部中每一部分别都有天、地、人，因而三部中分别有三个天候、地候、人候，共有九候。九候与九野相应，九野与人身九脏相合。所谓九脏，也就是心、肝、脾、肺、肾五个藏神的脏和胃、大肠、小肠、膀胱四个藏有形物质的脏。若五脏的精气败竭，患者的面色必然晦暗枯槁，颜色晦暗枯槁，就一定会死亡。

读书笔记

三部九候

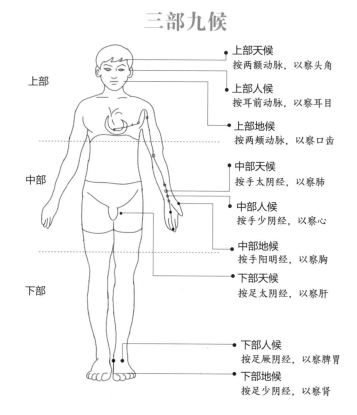

上部
中部
下部

上部天候
按两额动脉，以察头角

上部人候
按耳前动脉，以察耳目

上部地候
按两颊动脉，以察口齿

中部天候
按手太阴经，以察肺

中部人候
按手少阴经，以察心

中部地候
按手阳明经，以察胸

下部天候
按足太阴经，以察肝

下部人候
按足厥阴经，以察脾胃

下部地候
按足少阴经，以察肾

帝曰：以候奈何？

岐伯曰：必先度其形之肥瘦，以调其气之虚实，实则泻之，虚则补之。必先去其血脉，而后调之，无问其病，以平为期。

去其血脉：去掉脉道里的瘀血。

【白话译文】

黄帝问道：怎么诊断呢？

岐伯回答：必须先观察患者的胖瘦，然后调理患者气的虚实，气实则泻其有余，气虚则补其不足，但必先除去血脉中的瘀滞，然后再调补气血，无论是什么病，目的是使脏腑气血达到协调。

经脉别论篇 第二十一

本篇指出居住环境、情志、劳逸等因素对人体经脉中血气的影响，以及饮食生化输布的过程。

黄帝问曰：人之居处动静勇怯，脉亦为之变乎？

岐伯对曰：凡人之惊恐恚劳动静，皆为变也。是以夜行则喘出于肾，淫气病肺。有所堕恐，喘出于肝，淫气害脾。有所惊恐，喘出于肺，淫气伤心。渡水跌仆，喘出于肾与骨。当是之时，勇者气行则已，怯者则着而为病也。故曰：诊病之道，观人勇怯，骨肉皮肤，能知其情，以为诊法也。

【白话译文】

黄帝问道：人因居住环境、生活劳累程度、性格勇敢或怯弱等因素的不同，其经脉中的血气也会随着发生变化吗？

岐伯回答：多数情况下，人在惊恐、恼怒、劳累或安逸过度等情况下，其经脉中的血气是会发生变化的。

居处动静勇怯：
居处，居住的处所和环境。动静，生活的辛劳或安逸。勇怯，性格的勇敢或怯懦。

淫气：过度的多余的气。

读书笔记

因此夜晚行走时，喘息发自肾脏，过度的多余的气会侵及肺脏而引起肺病。坠堕恐惧时，喘息发自肝脏，过度的多余的气会伤及脾脏。大惊猝恐时，喘息发自肺脏，过度的多余的气会伤害心脏。涉水跌倒时，喘

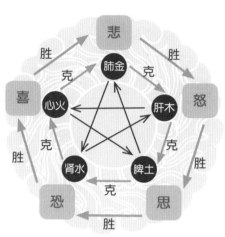

息发自肾脏与骨髓。这些情况下，神气壮盛的人，一般气血通顺，病邪就能除去并不会产生疾病；神气怯弱的人，病邪就会停留在人体而产生疾病。所以说，原则上诊察疾病，应观察患者的勇怯、骨骼、肌肉以及皮肤的有关情况，以掌握病情。这些都是诊断疾病的方法。

读书笔记

脏气法时论篇 第二十二

名家带你读

本篇讲述了五脏与四时、五行的对应关系；论述了五色、五味、五谷、五果、五畜、五菜对五脏之所宜。

岐伯曰：肝主春，足厥阴少阳主治。其日甲乙。肝苦急，急食甘以缓之。心主夏，手少阴太阳主治。其日丙丁。心苦缓，急食酸以收之。脾主长夏，足太阴阳明主治。其日戊己。脾苦湿，急食苦以燥之。肺主秋，手太阴阳明主治。其日庚辛。肺苦气上逆，急食苦以泄之。肾主冬，足少阴太阳主治。其日壬癸。肾苦燥，急食辛以润之，开腠理，致津液通气也。

其日甲乙：甲乙属木，木分阴阳，甲为阳木，乙为阴木，阳木内应足少阳胆经，阴木内属足厥阴肝经，故胆旺于甲日，肝旺于乙日。余脏类推。

苦：患，怕，即难以忍受。

苦：当为"咸"之误。

【白话译文】

岐伯说：肝脏属木，旺于春季，春季是足厥阴肝经和足少阳胆经主治的时间，旺日是甲日、乙日，肝怕躁急，适合用甘味的药来缓和。心脏属火，旺于夏季，夏季是手少阴心经和手太阳小肠经主治的时间，旺日是丙日、丁日，心性最怕弛缓，适合用酸味药来收敛。脾脏属土，旺于长夏季节，长夏是足太阴脾经和足阳明胃经主治的时间，旺日是戊日、己日，脾最怕湿气，适合用苦味药祛除湿气。肺脏属金，旺于秋季，秋季是手太阴肺经和手阳明大肠经主治的时间，旺日是庚日、辛日，肺最怕气机上逆，适合用苦味药泄其气。肾脏属水，旺于冬季，冬季是足少阴肾经和足太阳膀胱经主治的时间，旺日是壬日、癸日，肾脏最怕干燥，适合用辛味药润泽机体，因为辛味能宣通肌肤腠理，畅达气血并能促使津液产生。

五脏和四时旺日

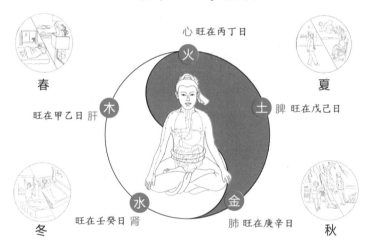

宇宙万物归类表

	木	火	土	金	水
天干	甲乙	丙丁	戊己	庚辛	壬癸
地支	寅卯	巳午	辰丑戌未	申酉	子亥
五季	春	夏	长夏	秋	冬
五时	平旦	日中	日西	合夜	夜半
五脏	肝	心	脾	肺	肾

🌀肝色青，宜食甘，粳米、牛肉、枣、葵皆甘。心色赤，宜食酸，小豆、犬肉、李、韭皆酸。肺色白，宜食苦，麦、羊肉、杏、薤皆苦。脾色黄，宜食咸，大豆、豕肉、栗、藿皆咸。肾色黑，宜食辛，黄黍、鸡肉、桃、葱皆辛。

藿：豆叶。

黄黍：即小米。

【白话译文】

　　肝与青色相合，肝病宜吃甜食，粳米、牛肉、大枣、葵菜都是甜的。心与赤色相合，心病宜吃酸食，小豆、狗肉、李子、韭菜都是酸的。肺与白色相合，肺病宜吃苦食，麦子、羊肉、杏、薤都是苦的。脾与黄色相合，脾病宜吃咸食，大豆、猪肉、板栗、豆叶都是咸的。肾与黑色相合，肾病宜吃辛食，小米、鸡肉、桃、葱都是辛味的。

五脏、五色与五味的对应关系

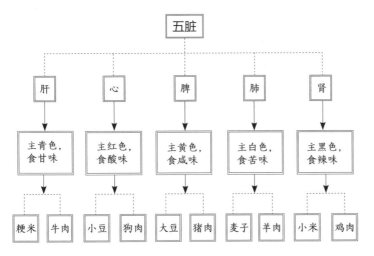

宣明五气篇 第二十三

名家 带你读

本篇讲述了五行之气对人的影响，包括：五味所入、五气所病、五精所并、五脏所恶、五脏化液，以及五味所禁等，以此作为诊断治疗的指导原则。

吞：欲言不能而又叹息。

水：指水肿病。

癃：小便不通的意思。

五精所并：五精，指五脏之精气。并，合或聚的意思。

　　五味所入：酸入肝、辛入肺、苦入心、咸入肾、甘入脾，是谓五入。

　　五气所病：心为噫、肺为咳、肝为语、脾为吞、肾为欠为嚏，胃为气逆为哕为恐，大肠小肠为泄，下焦溢为水，膀胱不利为癃，不约为遗弱，胆为怒，是谓五病。

　　五精所并：精气并于心则喜，并于肺则悲，并于肝则忧，并于脾则畏，并于肾则恐，是谓五并，虚而相并者也。

　　五脏所恶：心恶热、肺恶寒、肝恶风、脾恶湿、肾恶燥。是谓五恶。

　　五脏化液：心为汗、肺为涕、肝为泪、脾为涎、肾为唾。是谓五液。

【白话译文】

五味入胃后，各自进入与其相应的脏腑，酸味入肝脏，辛味入肺脏，苦味入心脏，咸味入肾脏，甜味入脾脏，这就是五味所入。

五脏之气失调后所发生的病变：心气失常会出现嗳气，肺气失常会出现咳嗽，肝气失常会出现多言，脾气失常会出现吞酸，肾气失常会出现哈欠、喷嚏，胃气失常时气机上逆，出现呕吐或恐惧，大肠、小肠功能失常泄泻，下焦水气泛溢形成水肿病，膀胱气化不利，小便不通，膀胱失去约束，遗尿，胆气失常出现发火，这些就是五脏失调而发生的病变。

五脏精气合并聚集于某一脏中所形成的疾病：集中于心就高兴，集中于肺就悲伤，集中于肝就忧愁，集中于脾就畏惧，集中于肾就惊恐，这些就是五并，都是五脏乘虚相并所致。

五脏各有所厌恶：心恶热，肺恶寒，肝恶风，脾恶湿，肾恶燥，这是五恶。

五脏化生五液：心脏津液化为汗，肺脏津液化为涕，肝脏津液化为泪，脾脏津液化为涎，肾脏津液化为唾，这些就是五液。

禁：指禁忌。

🌀 **五味所㊗：辛走气、气病无多食辛；咸走血，血病无多食咸；苦走骨，骨病无多食苦，甘走肉，肉病无多食甘；酸走筋，筋病无多食酸。是谓五禁，无令多食。**

【白话译文】

疾病所禁食的五味：辛味走气，所以气病不要多吃辛味食物；咸味走血，所以血病不要多吃过咸的食物；苦味走骨，所以骨病不要多吃苦味食物；甜味走肉，所以肉病不要多吃甜味食物；酸味走筋，所以筋病不要多吃酸味食物，这就是五禁，即对于禁忌的食物，患者不要吃得过多。

五味的禁忌

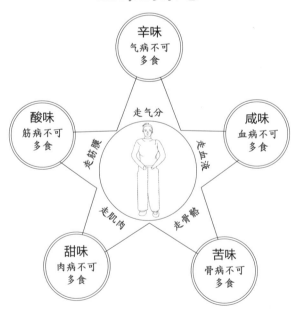

读书笔记

血气形志篇 第二十四

本篇阐明了三阴三阳经脉中的气血分布和经脉的表里关系，介绍了五脏腧穴的位置与取穴方法。

足太阳与少阴为表里，少阳与厥阴为表里，阳明与太阴为表里，是为足阴阳也。手太阳与少阴为表里，少阳与心主为表里，阳明与太阴为表里，是为手之阴阳也。今知手足阴阳所苦，凡治病必先去其血，乃去其所苦，伺之所欲，然后泻有余，补不足。

表里：指内外、阴阳之间的互相联系。

心主：即心包络，为手厥阴经。

伺：诊察的意思。

【白话译文】

足太阳膀胱经和足少阴肾经互为表里，足少阳胆经和足厥阴肝经互为表里，足阳明胃经和足太阴脾经互为表里。这是足三阳经与足三阴经的表里配合关系。手太阳小肠经和手少阴心经互为表里，手少阳三焦经和手厥阴心包经互为表里，手阳明大肠经和手太阴肺经互为表里。这是手三阳经与三阴经的表里配合关系。掌握了这

读书笔记

个规律，就可以了解疾病发生的部位。治疗疾病时，要先在病变经脉上气血壅滞的地方针刺出血，以缓解患者痛苦。再根据疾病虚实泻其有余，补其不足。

六经的表里关系

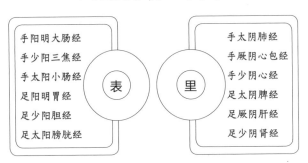

表	里
手阳明大肠经	手太阴肺经
手少阳三焦经	手厥阴心包经
手太阳小肠经	手少阴心经
足阳明胃经	足太阴脾经
足少阳胆经	足厥阴肝经
足太阳膀胱经	足少阴肾经

背俞：指五脏的腧穴。

隅：指两边相交处。

一度：三角形的上角至底的直线长度，作为一度。

🌀 **欲知背俞，先度其两乳间，中折之，更以他草度去半已，即以两隅相拄也，乃举以度其背，令其一隅居上，齐脊大柱，两隅在下，当其下隅者，肺之俞也。复下一度，心之俞也。复下一度，左角肝之俞也。右角脾之俞也，复下一度，肾之俞也，是为五脏之俞，灸刺之度也。**

【白话译文】

想要确定背部五脏腧穴的具体位置，先找根草，取与两乳房之间距离相等的一段，从正中折弯，再取与前草四分之一相等长的草，来支撑前草的两端，形成一个等腰三角形，作为量具。将顶角与大椎穴放齐，下边两个角所在位置是肺俞穴，做记号；再将三角形平行下移，使顶角置于两肺俞穴连线的中点，三角形两下角位置是心俞穴，做记号；和前面的方法一样继续向下移量，三角形两下角中右角的位置是脾俞穴，左角位置是肝俞穴；和前面的方法一样再向下移量，三角形两下角位置是肾俞穴。这就是五脏腧穴，也是灸刺取穴的准则。

五脏腧穴

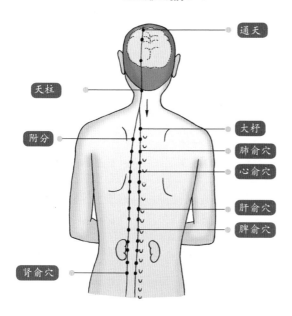

五脏	背俞	所在椎数
肺	肺俞	胸3
心	心俞	胸5
肝	肝俞	胸9
胆	胆俞	胸10
脾	脾俞	胸11
肾	肾俞	腰2

读书笔记

恶：此处有不宜或不应当的意思。

🍂 刺阳明出血气，刺太阳出血恶气，刺少阳出气恶血，刺太阴出气恶血，刺少阴出气恶血，刺厥阴出血恶气也。

【白话译文】

针刺阳明经，可让其出血出气；针刺太阳经，可出血，不宜伤气；针刺少阳经，可出气，不宜出血；针刺太阴经，可出气，不宜出血；针刺少阴经，可出气，不宜出血；针刺厥阴经，可出血，不宜伤气。

六经的气血分布与针刺疗法

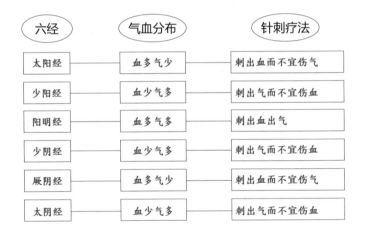

六经	气血分布	针刺疗法
太阳经	血多气少	刺出血而不宜伤气
少阳经	血少气多	刺出气而不宜伤血
阳明经	血多气多	刺出血出气
少阴经	血少气多	刺出气而不宜伤血
厥阴经	血多气少	刺出血而不宜伤气
太阴经	血少气多	刺出气而不宜伤血

✏️ 读书笔记

宝命全形论篇 第二十五

本篇阐述了介绍了利用针刺治病时的五个要领和针刺在虚实补泻中的运用。

🌀 岐伯曰：凡刺之真，必先治神，五脏已定，九候已备，后乃存针，众脉不见，众凶弗闻，外内相得，无以形先，可玩往来，乃施于人。人有虚实，五虚勿近，五实勿远，至其当发，间不容瞚（shùn）。手动若务，针耀而匀。静意视义，观适之变，是谓冥冥，莫知其形。见其乌乌，见其稷（jì）稷，从见其飞，不知其谁。伏如横弩，起如发机。

外内：指察色诊脉。

瞚：眨眼，眼珠转动。

稷稷：稷，谷物名。稷稷指形容气盛像稷一样丛生繁茂。

【白话译文】

岐伯说：针刺的关键，在于首先一定要聚精会神，了解五脏的虚实、三部九候脉象的变化后，然后下针。针刺的时候，也必须全神贯注，要注意有没有真脏脉出现，有没有五脏败绝的迹象，外形与内脏要相协调，不要以表面现象为依据，还要熟悉经脉气血往来的情况，才能熟练地对患者进行治疗。人的疾病，有虚证有实证，对五虚证，不要草率下针；而对五实证，不要轻易放弃针刺，要抓住针刺时机，不可错过瞬息变化的机会。运针时，要平心静气，手的动作要专一协调，针体要光亮匀称，观察患者的呼吸，留心针气达到的变化。血气的变化无行无相。经气来时，好像一群鸟快速飞过，让人无从捕捉它的踪迹；气盛之时，好像稷禾一样茂盛。所以用针的方法在于，经气未至时，应留针候气，张弓待发；经气来到时，则应迅速起针，就像弩箭射出。

针刺的正确方法

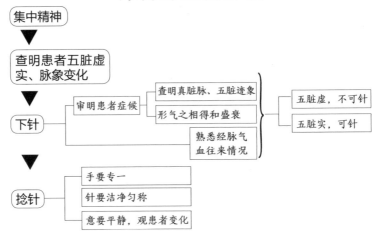

现代临床常用进针法

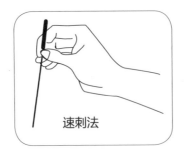

速刺法

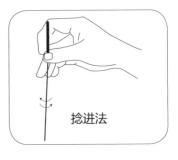

捻进法

帝曰：何如而虚？何如而实？

岐伯曰：刺虚者须其实，刺实者须其虚。经气已至，慎守勿失，深浅在志，远近若一，如临深渊，手如握虎，神无营于众物。

远近若一：取穴无论远近，得气的道理是一样的。

【白话译文】

黄帝问道：怎么治疗虚证、实证？

岐伯回答：针刺虚证要用补法，针刺实证要用泻法，针刺得气后要谨慎守持，不可以随便改变手法。针刺深浅，取穴的远近，道理都一样。就像站在深潭的旁边一样小心谨慎，像手抓老虎那样专心致志，集中精神，不受外界事物干扰。

读书笔记

八正神明论篇 第二十六

名家 带你读

本篇阐述了四时八正、日月星辰的变化对人体气血虚实的影响；介绍了针刺补泄中方和圆的关键要领；论述了诊察疾病中有关形和神的概念。

八正：八节的正气，即二分（春分、秋分）、二至（夏至、冬至）、四立（立春、立夏、立春、立冬）。

淖：指润滑。

月郭：月亮的轮廓。

移光定位，正立而待之：是古代天文学家用圭表测量日影的长短，以定时刻的方法。

❧ 岐伯曰：凡刺之法，必候日月星辰，四时八正之气，气定乃刺之。是故天温日月，则人血淖（nào）液而卫气浮，故血易泻，气易行；天寒日阴，则人血凝泣而卫气沉。月始生则血气始精，卫气始行；月郭满则血气实，肌肉坚；月郭空，则肌肉减，经络虚，卫气去，形独居，是以因天时而调血气也。是以天寒无刺，天温无疑；月生无泻，月满无补；月郭空无治。是谓得时而调之。因天之序，盛虚之时，移光定位，正立而待之。故日月生而泻，是谓脏虚；月满而补，血气扬溢；络有留血，命曰重实；月郭空而治，是谓乱经。阴阳相错，真邪不别，沉以留止，外虚内乱，淫邪乃起。

【白话译文】

岐伯说：针刺的方法，必须观察日月星辰的运行、四时八正之气的变化，只有当人体血气安定时，才能进行针刺。所以当气候温和、日光明朗时，人身体内的血气像潮水一样上涨，卫气浮动，血液运行通畅；当天气寒冷，日光阴暗时，人身体内的血气凝涩而流行不畅，卫气沉潜；月亮初生时，人身体内的血气开始充盈，卫气也随之畅行；月亮圆时，人身体内的血气旺盛，肌肉坚实；月亮完全无光时，人体肌肉衰减，经络空虚，卫气也空虚，唯有形体独存。所以，要顺应天时的变化调养血气。天气太寒冷，不要进行针刺；天气太热，不要迟缓。月亮初生时，不要用泻法；月亮圆时，不要用补法；月亮完全无光时，不要针刺。这就是顺应天时调治。依照天序演变和人体血气盛衰，随时间推移，聚精会神地等待治疗时机。月亮初生时用泻法，这是重虚；月圆时用补法，血气充溢，滞留于经络，这是重实；月亮完全无光时用针刺治疗，这是扰乱经气。这样的治法必然引起阴阳错乱，正气邪气分辨不清，邪气停留在体内，络脉虚于外，经脉乱于内，病邪便会随之而起。

阴阳与针刺

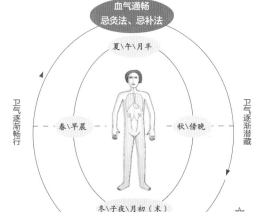

离合真邪论篇 第二十七

名家带你读

本篇介绍了针刺补法和泻法的操作步骤和方法。

扪而循之：循着
穴位抚摸，使皮
肤舒缓。

外引其门，以闭
其神：门，指穴
位。神，神气。
意思是右手拔针，
左手随即按闭进
针的孔穴，使真
空周围皮肤回复
原位，不使真气
外泄。

帝曰：不足者补之，奈何？

岐伯曰：必先扪而循之，切而散之，推而按之，弹而怒之，抓而下之，通而取之，外引其门，以闭其神。呼尽内针，静以久留，以气至为故，如待所贵，不知日暮。其气以至，适而自护，候吸引针，气不得出，各在其处，推阖其门，令神气存，大气留止，故命曰补。

【白话译文】

黄帝问道：正气不足的虚症，怎样运用补法？

岐伯回答：医生应用手沿着经脉摸准穴位；再用手指按压穴位，使经气宣散；然后用手指揉按穴位周围的皮肤，使皮肤弛缓；最后用手指弹穴位，使气血充盈。在这些准备工作的基础上，看准穴位进针，经气通顺后出针，出针后迅速用手指按压针孔，不让正气外泄。在患者呼气将尽时进针，稍微留针长久一点，静静地观察，以其得气为准则，一定要精神专注，就像对待尊贵的客人一样，不计较时间的早晚。当得气后，就要谨慎地守候在一旁。待患者吸气时出针，这样正气就不会外泄，并分别针刺部位，按压针穴，使正气存留在体内，因此叫"补法"。

🌀 **帝曰：补泻奈何？**

岐伯曰：此攻邪也。疾出以去盛血，而复其真气。此邪新客，溶溶未有定处也。推之则前，引之则止，逆而刺之，温血也。刺出其血，其病立已。

溶溶：形容液体流动的样子。

温血：瘀滞多余的血液。

【白话译文】

黄帝问道：如何掌握补泻的次序呢？

岐伯回答：首先应当攻泻邪气，针刺时出针要迅速，放出瘀血，使邪气随着血液泻出，正气就得以正常运行。邪气刚刚进侵入人体，还没有固定地停留于某一处，此时如果用针刺放血法则推病邪前进，而以针刺提引则使病邪停留在局部，泻之出血。所以，必须用针刺放血法，使邪气随血而出，疾病就会好。

呼吸与针刺时的补泻

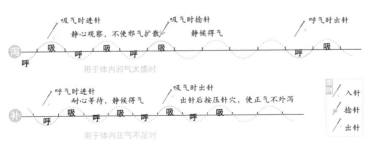

🖉 读书笔记

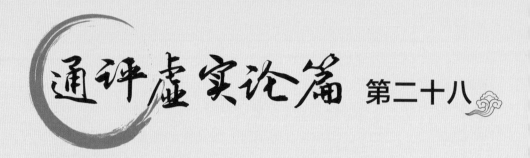

通评虚实论篇 第二十八

名家 带你读

　　本篇阐述了实证和虚证的基本概念，论述了五脏、四时、气血、经络、脉搏各种虚实病变的症状和治疗方法；指出了四时适宜针刺的部位。

邪气：指风寒暑湿之邪。

精气夺：指正气损伤。

　　🌀 **黄帝问曰：何谓虚实？**

　　岐伯对曰：邪气盛则实，精气夺则虚。

　　帝曰：虚实何如？

　　岐伯曰：气虚者，肺虚也。气逆者，足寒也。非其时则生，当其时则死。余脏皆如此。

【白话译文】

　　黄帝问道：什么是虚实？

　　岐伯回答：邪气盛所造成的病症叫实证，正气受损所引起的病症叫虚证。

　　黄帝问道：虚和实各有怎样的特点？

　　岐伯回答：以肺脏为例，肺主气，所以气虚就是肺虚，气的运行逆乱，就会出现两足寒冷的症状。如果不发生在相克的季节，疾病就可能治愈；出现在相克的季节，患者就可能会死亡。其余各脏情况亦可以此类推。

🖋 读书笔记

帝曰：经络俱实何如？何以治人？

岐伯曰：经络皆实，是寸脉急而尺缓也，皆当治之。故曰滑则从，涩则逆也。夫虚实者，皆从其物类始，故五脏骨肉滑利，可以长久也。

帝曰：络气不足，经气有余，如何？

岐伯曰：络气不足，经气有余者，脉口热而尺寒也。秋冬为逆，春夏为从，治主病者。

帝曰：经虚络满何如？

岐伯曰：经虚络满者，尺热满，脉口寒涩也。此春夏死，秋冬生也。

帝曰：治此者奈何？

岐伯曰：络满经虚，灸阴刺阳，经满络虚，刺阴灸阳。

【白话译文】

黄帝问道：经脉、络脉均实是什么样？应怎样治疗？

岐伯回答：经脉、络脉均实的表现是寸口脉急，尺肤弛缓，如果经脉、络脉均实应治疗。所以说，只要是滑利的就是顺，滞涩的就是逆，所有的虚实现象都和这一样，所以五脏骨肉滑利，生命就可以长久。

黄帝问道：络气不足，经气有余又是怎样的？

岐伯回答：络气不足，经气有余的表现是寸口脉出现热象，尺肤寒冷，这种现象如出现在秋、冬季为逆，出现在春、夏季为顺，应治疗其主要病证。

寸脉急而尺缓：寸口脉象急，尺肤弛缓。

从：顺。

络满：络实。

读书笔记

黄帝问道：经脉虚、络脉满又是怎样的？

岐伯回答：经脉虚、络脉满的表现是尺肤发热，寸口脉出现寒象。这种现象如出现在春、夏季，预后差，出现在秋、冬季，预后就好。

黄帝说道：这种情况该怎样治疗？

岐伯回答：络脉满、经脉虚，就灸阴部针刺阳部；经脉满、络脉虚，就灸阳部针刺阴部。

经络阴阳虚实

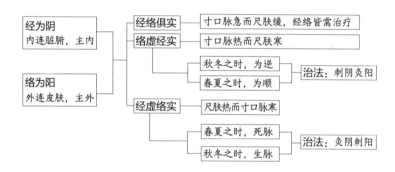

太阴阳明论篇 第二十九

名家 带你读

本篇阐述了太阴、阳明两条经脉的相互关系，着重讨论脾，分析了脾的主时、主四肢、为胃行其津液的问题。

黄帝问曰：**太阴阳明为表里，脾胃脉也。** 生病而异者何也？

岐伯对曰：**阴阳异位，更虚更实，更逆更从，或从内或从外，所从不同，故病异名也。**

太阴阳明：太阴，足太阴脾经。阳明，指足阳明胃经。

更虚更实，更逆更从：虚实逆从随脾胃之气的变化而变更。

【白话译文】

黄帝问道：足太阴脾经与足阳明胃经互为表里，但所引起的疾病各不相同，这是什么原因？

岐伯回答：脾经属阴，胃经属阳，循行的线路不同，或虚或实，或顺或逆。其病或从内生，或从外来。因为有这些不同，所以产生的疾病也就各不相同。

读书笔记

禀: 受的意思。

不得至经: 胃气不能直接达到四肢。

不用: 指不能活动。

帝曰: 脾病而四肢不用何也?

岐伯曰: 四肢皆禀气于胃而不得至经, 必因于脾乃得禀也。今脾病不能为胃行其津液, 四肢不得禀水谷气, 气日以衰, 脉道不利, 筋骨肌肉, 皆无气以生, 故不用焉。

【白话译文】

黄帝问道: 脾发生了病变, 四肢功能就会失常, 这是什么原因?

岐伯回答: 四肢功能正常必须依赖胃中水谷精气的滋养, 但胃脏中水谷精气必须靠脾脏的传输才能到达四肢。现在脾脏发生了病变, 不能替胃传输水谷精气, 四肢得不到水谷精气的滋养, 经气日渐衰弱, 脉道不畅, 筋骨肌肉都得不到滋养, 久而久之四肢便失去了正常的功能。

脾的运化与升清

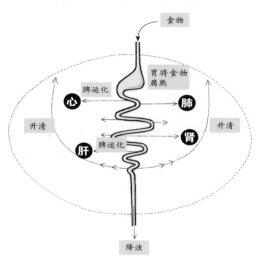

读书笔记

阳明脉解篇 第三十

本篇主要阐述了足阳明经脉的病理变化和症状表现，以及产生各种不同表现的原因。

🌀 黄帝问曰：足阳明之脉病，恶（wù）人与火，闻木音则惕然而惊，钟鼓不为动，闻木音而惊何也？愿闻其故。

岐伯对曰：阳明者胃脉也，胃者土也，故闻木音而惊者，土恶木也。

帝曰：善。其恶火何也？

岐伯曰：阳明主肉，其脉血气盛，邪客之则热，热甚则恶火。

恶人：恶，厌恶、讨厌。恶人即厌烦和别人接触的意思。

土恶木：木克土，而阳明脉属土，故恶木。

【白话译文】

黄帝说道：足阳明经脉发生病变，患者怕见到人和火，听到木器的声音时心里就感到紧张害怕，但对钟鼓之类的声音却不感到惊恐，这是什么原因？希望您讲讲其中的原由。

✏️ 读书笔记

岐伯回答：足阳明经是胃的经脉，在五行中，胃属土，因木克土，所以患者听到木器的声音，心里就会感到紧张惊恐。

黄帝问道：讲得很好，那么患者害怕火又是为什么？

岐伯回答：阳明经主肌肉，是多血多气的经脉，邪气侵袭阳明经则会出现发热，如热势过盛，患者就会害怕火。

脉的功能

脉的功能

运行气血 → 水谷精微，通过血脉输送到全身，为全身各脏腑的生理活动提供充足的营养

传递信息 → 脉象成为反映全身脏腑功能、气血、阴阳的综合信息，是全身信息的反映

帝曰：其恶人何也？

岐伯曰：阳明厥则喘而悗，悗则恶人。

悗：心中不舒畅的意思。

帝曰：或喘而死者，或喘而生者，何也？

岐伯曰：厥逆连脏则死，连经则生。

连：及，到的意思。

帝曰：善。病甚则弃衣而走，登高而歌，或至不食数日，逾（yú）垣（yuán）上屋，所上之处，皆非其素所能也，病反能者何也？

逾垣：逾，跳越。垣，墙。逾垣即跳过墙。

岐伯曰：四肢者诸阳之本也。阳盛则四肢实，实则能登高也。

【白话译文】

黄帝问道：患者为什么又会怕人？

岐伯回答：阳明经的经气上逆，就会出现呼吸急促，心中烦闷的症状，所以不喜欢见人。

黄帝问道：有的患者阳明经气机厥逆，呼吸急促而死，但有的患者阳明经气机厥逆，虽然呼吸急促但不死，这又是什么原因？

岐伯回答：如果厥逆伤及内脏，则因病情严重而死亡；如果厥逆只累及经脉，病情不重则不会死亡。

黄帝说：讲得很好。有的患者病情很重，会脱掉衣服四处奔跑，上到高处唱歌，甚至几天不吃饭，还能翻墙上屋，所到之处都是平时不能到达的，病了以后反而能够到达，这是什么原因？

岐伯回答：四肢是阳气之根本，阳气亢盛，四肢就充实，四肢充实，就能够做到这些。

读书笔记

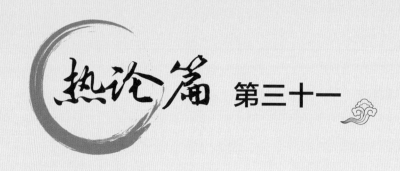

名家 带你读

本篇讲述了伤寒在六经的传变、症状与治疗，介绍了表里两经脉同时受寒邪时的症状。

岐伯曰：伤寒一日，巨阳受之，故头项痛，腰脊强。二日阳明受之，阳明主肉，其脉侠鼻络于目，故身热目疼而鼻干，不得卧也。三日少阳受之，少阳主胆，其脉循胁络于耳，故胸胁痛而耳聋。三阳经络，皆受其病，而未入于脏者，故可汗而已。四日太阴受之，太阴脉布胃中络于嗌，故腹满而嗌干。五日少阴受之。少阴脉贯肾络于肺，系舌本，故口燥舌干而渴。六日厥阴受之，厥阴脉循阴器而络于肝，故烦满而囊缩。三阴三阳，五脏六腑皆受病，荣卫不行，五脏不通，则死矣。

其不两感于寒者，七日巨阳病衰，头痛少愈；八日阳明病衰，身热少愈；九日少阳病衰，耳聋微闻；十日太阴病衰，腹减如故，则思饮食；十一日少阴病衰，渴止不满，舌干已而嚏；十二日厥阴病衰，囊纵，少腹微下，大气皆去，病日已矣。

烦满而囊缩：指烦闷且阴囊收缩。

荣卫：荣，通"营"。荣卫指营气、卫气。

囊纵：指阴囊松缓。

大气：指邪气。

【白话译文】

岐伯说：人体被寒邪伤害，第一天，是太阳经受邪气侵袭而发病，症状为头颈部疼痛，腰背僵硬不舒服。第二天，病邪从太阳经传入阳明经，阳明经主管全身肌肉，它的经脉挟鼻并与两目相联系。阳明经气不利，患者出现身体发热、眼睛疼痛、鼻孔干燥、不能安睡等症状。第三天，病邪由阳明经传入少阳经，少阳主骨，它的经脉沿着两肋行走并与两耳相连。邪气沿着经脉向上侵袭就会出现胸胁疼痛、耳聋等症状。三阳经脉均受到病邪的侵袭，但邪气还没有内传至脏腑时，可以用发汗的方法治疗。第四天，病邪由少阳经传入太阴经，太阴经脉分布在胃中，向上与咽喉部位相连。太阴经病变会出现腹中胀满、咽喉干燥等症状。第五天，病邪由太阴经传入少阴经，少阴经贯通肾脏，并向上行走至肺中，再向上连系到舌根部。患者会有口舌干燥、口渴等症状。第六天，病邪由少阴经传入厥阴经，厥阴经脉环绕阴器，向上和肝连系。厥阴经病变，患者会出现烦闷不安、阴囊收缩等症状。如果三阴经、三阳经及五脏六腑均受到邪气的侵袭，致使全身营卫气血不能正常运行，五脏精气闭阻不通，便会死亡。

如果不是表里两条经脉同时感受寒邪而发病，那么到第七天，太阳经脉的病邪开始衰退，头痛症状就会稍微减轻。到第八天，阳明经的病邪减退，身体热度逐渐退下来。到第九天，少阳经脉的病邪开始衰退，听力

读书笔记

渐渐恢复。到第十天，太阴经脉的病邪开始衰退，腹部胀满症状逐渐减轻，食欲好转。到第十一天，少阴经的病邪开始衰退，口不渴了，舌不干了，打着喷嚏。到第十二天，厥阴经脉的病邪开始衰退，阴囊舒缓，小腹也微微松弛。邪气消退，疾病便一天天好转。

治之各通其脏脉：是指通过辨证，病在哪条经脉则通畅哪条经脉的气血。

泄：指针刺泄热法。

🌀 **帝曰：治之奈何？**

岐伯曰：治之各通其脏脉，病日衰已矣。其未满三日者，可汗而已；其满三日者，可泄而已。

【白话译文】

黄帝问道：该如何治疗呢？

岐伯回答：治疗时要根据症状判断病邪所在的经脉，分别给予治疗，疾病便会一天天衰退。一般发病不超过三天的，邪犹在表，可以用发汗法治疗；发病时间已超过三天的，病邪已入里，可以用泻法治疗。

伤寒病的发展与治疗

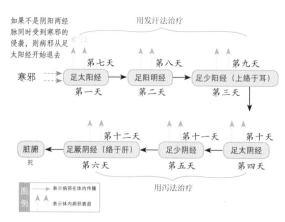

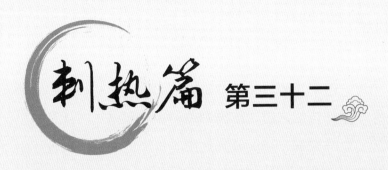

刺热篇 第三十二

名家 带你读

本篇介绍了治疗热病的原则，以及治疗热病时的针刺疗法及穴位。

热病先胸胁痛，手足躁，刺足少阳，补足太阴。病甚者为五十九刺。热病始手臂病者，刺手阳明太阴而汗出止。热病始于头首者，刺项太阳而汗出止。热病始于足胫者，刺足阳明而汗出止。热病先身重骨痛、耳聋、好瞑、刺足少阴，病甚为五十九刺。热病先眩冒而热，胸胁满，刺足少阴少阳。

五十九刺：指治热病的五十九穴。

瞑：通"眠"，小睡。

【白话译文】

患热病的患者，如果先出现胸胁疼痛、手足躁动不安的症状，应该针刺足少阳胆经的穴位，用泻法补足太阴经；如果病情特别严重，就采用"五十九刺"的针刺治疗方法。如果热病从手臂开始疼痛，应该针刺手阳明大肠经和手太阴肺经的穴位，使患者出汗，汗出热止则

读书笔记

113

病愈。如果热病自头部开始发病，应该针刺足太阳膀胱经后项部位的穴位，汗出则热停止。如果热病从足和小腿部首先发病，应该针刺足阳明胃经的穴位，患者汗出热退则疾病治愈。如果热病先出现身体沉重、骨节疼痛、耳聋、喜睡等症状，应该针刺足少阴肾经的穴位；如果病情严重，可以针刺治疗热病的五十九个穴位。如果热病先出现头晕眼花、发热、胸胁胀满等症状，应该针刺足少阴肾经和足少阳胆经等穴位。

热病的针刺疗法

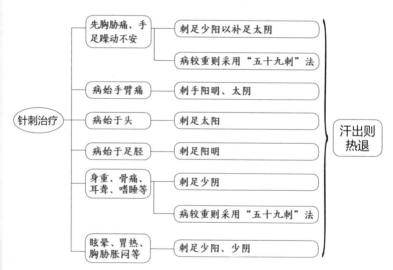

评热病论篇 第三十三

本篇主要介绍了劳风的病因、病理、症状表现与治疗方法等。

帝曰：劳风为病何如？

岐伯曰：劳风法在肺下，其为病也，使人强（jiàng）上冥（míng）视，唾出若涕，恶风而振寒，此为劳风之病。

帝曰：治之奈何？

岐伯曰：以救俯仰。巨阳引。精者三日，中年者五日，不精者七日，咳出青黄涕，其状如脓，大如弹丸，从口中若鼻中出，不出则伤肺，伤肺则死也。

劳风：因劳而虚，受风邪而生病。

强上冥视：冥，通"瞑"，指目暗。强上冥视指头项强直，目眩而视物不清。

精者：指青壮年。

【白话译文】

黄帝问道：劳风这种病，有哪些症状？

岐伯回答：劳风病发生在肺的下边，其临床表现为头项强直，视物不清，吐出像鼻涕一样的黏痰，怕风，

/ 读书笔记

115

身体寒冷而颤抖等，这就是"劳风病"。

黄帝问：怎样治疗呢？

岐伯回答：首先要通利肺气，使患者呼吸通畅，俯仰自如。其次刺足太阳经以引肾之精气。通过这样的治疗，精气旺盛的青年人，一般三天即可痊愈；如果病人是精气稍衰的中年人，一般五天可以治愈；老年或精气不足的，七日即可痊愈。劳风患者咳出的痰是青黄色的浓痰，如脓一般，质地黏稠，凝结成块，如同弹丸大小，从口腔或鼻腔排出。如果痰液不能排出，积存在肺中就会损伤肺脏，肺脏损伤会导致死亡。

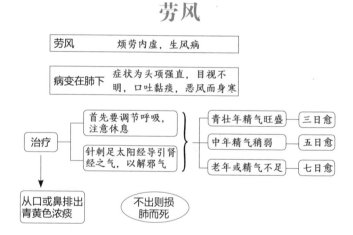

劳风

劳风	烦劳内虚，生风病

病变在肺下	症状为头项强直，目视不明，口吐黏痰，恶风而身寒

治疗
├─ 首先要调节呼吸，注意休息
│   ├─ 青壮年精气旺盛 ── 三日愈
│   ├─ 中年精气稍弱 ── 五日愈
│   └─ 老年或精气不足 ── 七日愈
├─ 针刺足太阳经导引肾经之气，以解邪气
└─ 从口或鼻排出青黄色浓痰　　不出则损肺而死

读书笔记

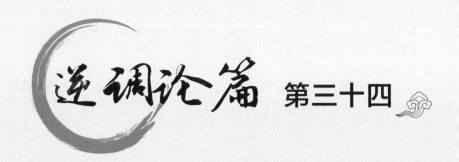

逆调论篇 第三十四

本篇主要论述了阴阳失调所引起的一些疾病，包括热病、肉苛等，并分析了各种病症的致病机理，说明人体的阴阳必须保持平衡。

🌀 **黄帝问曰：人身非常温也，非常热也，为之热而烦满者，何也？**

　　岐伯对曰：阴气少而阳气胜，故热而烦满也。

常：通"裳"，指衣服。

【白话译文】

黄帝问道：有的患者不因为穿衣服过多而温热，而是感到发热、烦闷，这是什么原因？

岐伯回答：这是因为人体阴气虚少而阳气偏盛，所以患者感到身体发热、烦闷。

🌀 **帝曰：人之肉苛者，虽近衣絮，犹尚苛也，是谓何疾？**

　　岐伯曰：荣气虚，卫气实也，荣气虚则不仁，

肉苛：指肌肉麻木沉重。

不仁：指不知痛痒寒热。

卫气虚则不用，荣卫俱虚，则不仁且不用，肉如故也。人与志不相有，曰死。

人与志不相有：
人的形体与神志
活动不协调。

【白话译文】

黄帝问道：有一种疾病，患者肌肤麻木，虽然穿上衣服，盖上被子，还是没有减轻症状，这是一种什么病呢？

岐伯说：这是营气虚弱而卫气实造成的。营气虚弱就会使皮肤麻木；卫气虚弱身体便失去正常功能活动；如果营卫都虚弱，则既表现出肌肉麻木，又表现出肢体失去正常活动能力。如果病情发展到人的意识不能支配肢体活动，身体上的刺激也无法引起人的意识上的反应，身体和神志不相配合适应，人就要死亡了。

人体的气

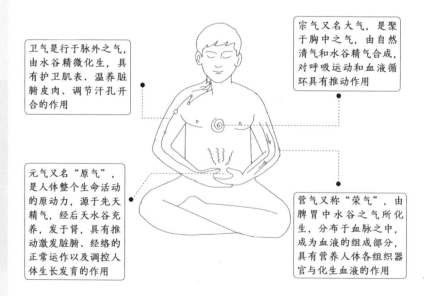

卫气是行于脉外之气，由水谷精微化生，具有护卫肌表、温养脏腑皮肉、调节汗孔开合的作用

宗气又名大气，是聚于胸中之气，由自然清气和水谷精气合成，对呼吸运动和血液循环具有推动作用

元气又名"原气"，是人体整个生命活动的原动力，源于先天精气，经后天水谷充养，发于肾，具有推动激发脏腑、经络的正常运作以及调控人体生长发育的作用

营气又称"荣气"，由脾胃中水谷之气所化生，分布于血脉之中，成为血液的组成部分，具有营养人体各组织器官与化生血液的作用

读书笔记

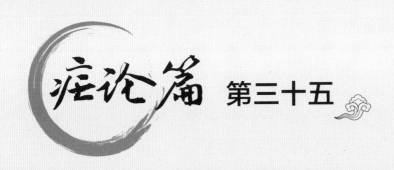

疟论篇 第三十五

名家 带你读

本篇指出了寒疟、温疟和瘅疟的特点及机理。

帝曰：疟先寒而后热者何也？

岐伯曰：夏伤于大暑，其汗大出，腠理开发，因遇夏气凄沧之水寒，藏于腠理皮肤之中，秋伤于风，则病成矣。夫寒者，阴气也，风者，阳气也，先伤于寒而后伤于风，故先寒而后热也。病以时作，名曰寒疟。

帝曰：先热而后寒者何也？

岐伯曰：此先伤于风而后伤于寒，故先热而后寒也。亦以时作，名曰温疟。其但热而不寒者，阴气先绝，阳气独发，则少气烦冤，手足热而欲呕，名曰瘅（dān）疟。

凄沧：寒冷的意思。

冤：指郁闷。

瘅疟：指以发热为主要症状的疟疾。

✏ 读书笔记

【白话译文】

黄帝问道：有的疟疾的发作，表现为先寒后热，这是为什么呢？

岐伯说：夏天感受了严重的暑热，出汗多，汗孔

—— 119

张开，如果此时洗浴或乘凉，寒气就乘机侵入藏伏在汗孔皮肤里，到秋天再受到风邪的侵袭，就会形成疟疾。寒是属阴的邪气，风是属阳的邪气。由于是先受了寒邪，后受了风邪，所以发作时表现为先寒而后发热。这种病的发作有固定时间，病名叫"寒疟"。

黄帝问道：有的疟疾的发作，表现为先热后寒，这是为什么呢？

岐伯说：这种患者先被风邪侵袭，而后才被寒邪侵袭，所以表现出先热后寒的症状。这种病的发作也是有一定时间的，病名叫"温疟"。如果只出现发热而没有寒冷的症状，是因为阴气先败竭，阳气独旺，患者还表现出气不足、烦闷、手脚发热、总想呕吐的症状，病名叫"瘅疟"。

常见疟疾与治疗

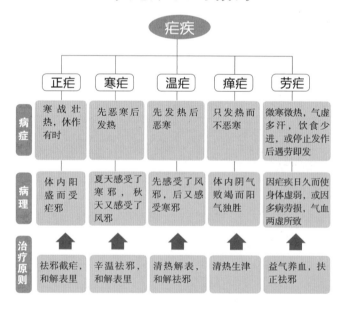

疟疾

	正疟	寒疟	温疟	瘅疟	劳疟
病症	寒战壮热，休作有时	先恶寒后发热	先发热后恶寒	只发热而不恶寒	微寒微热，气虚多汗，饮食少进，或停止发作后遇劳即发
病理	体内阳盛而受疟邪	夏天感受了寒邪，秋天又感受了风邪	先感受了风邪，后又感受寒邪	体内阴气败竭而阳气独胜	因疟疾日久而使身体虚弱，或因多病劳损，气血两虚所致
治疗原则	祛邪截疟，和解表里	辛温祛邪，和解表里	清热解表，和解祛邪	清热生津	益气养血，扶正祛邪

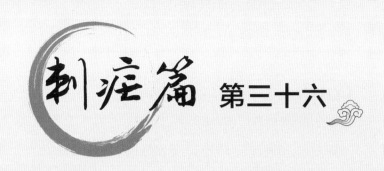

刺疟篇 第三十六

名家 带你读

本篇论述了六经疟疾的表现与治疗方法。

足太阳之疟，令人腰痛头重，寒从背起，先寒后热，熇熇（hè）暍暍（yē）然，热止汗出，难已，刺郄（xì）中出血。足少阳之疟，令人身体解（xiè）㑊（yì），寒不甚，热不甚，恶见人，见人心惕惕然，热多汗出甚，刺足少阳。足阳明之疟，令人先寒，洒淅洒淅，寒甚久乃热，热去汗出，喜见日月光火气，乃快然。刺足阳明跗上。足太阴之疟，令人不乐，好太息，不嗜食，多寒热汗出，病至则善呕，呕已乃衰，即取之。足太阴之疟，令人呕吐甚，多寒热，热多寒少，欲闭户牖而处，其病难已。足厥阴之疟，令人腰痛，少腹满，小便不利如癃状，非癃也。数便，意恐惧，气不足，腹中悒悒（yì），刺足厥阴。

熇熇暍暍：形容热势极盛。

郄中：即委中穴。

解㑊：懈惰，身体倦怠无力。解，通"懈"。

惕惕然：恐惧的意思。

悒悒：不畅快的意思。

【白话译文】

足太阳经的疟疾，会使患者出现腰痛头重、背部寒冷、先寒后热、发热时热势亢盛、热退时出汗等症状。这种疟疾，不易痊愈。治疗时可以针刺委中穴出血。足少阳经的疟疾，会使患者身体困倦异常，恶寒发热都不太重，但会害怕见人，见到人心里就感到恐惧，发热的时间较长，出汗很厉害。可以针刺足少阳经的侠溪穴。足阳明经的疟疾，会使患者先寒冷，冷得很厉害，长时间地怕冷过后就出现发热，发热停止后就出汗，喜欢看见日月火光，看到了就感到心中很舒服。治疗时可以针刺脚背上的足阳明经冲阳穴。足太阴经的疟疾，会使患者闷闷不乐，经常叹气，食欲缺乏，寒冷与发热的症状都比较多，出汗也多，疾病发作时患者频繁呕吐，呕吐后症状减轻。治疗时可以针刺足太阴经的公孙穴。足少阴经的疟疾，会使患者呕吐得很厉害，多寒热，热多寒少，总想关着门窗，这种病较难治愈，可以针刺足少阴经的太溪穴。足厥阴经的疟疾，会使患者腰部疼痛，小腹部胀满，小便不通利，很像尿闭的样子，但又不是尿闭，经常嗳气，害怕，气少，腹中不舒畅，可以针刺足厥阴经的太冲穴。

气厥论篇 第三十七

名家 带你读

　　本篇主要介绍了五脏六腑之间寒邪和热邪相互转移，所出现的病变和表现，说明脏腑之间存在密切联系，可以相互影响，互相传变。

　　黄帝问曰：五脏六腑，寒热相移者何？

　　岐伯曰：肾移寒于肝，痈肿少气。脾移寒于肝，痈肿筋挛。肝移寒于心，狂隔中。心移寒于肺，肺消，肺消者饮一溲二，死不治。肺移寒于肾，为涌水。涌水者，按腹不坚，水气客于大肠，疾行则鸣濯濯（zhuó），如囊里浆，水之病也。

隔中：病名，指中焦隔塞不通，其主要表现是饮食入而复出出。

肺消：病名，消渴病之一。

濯濯：流水激荡声，此指肠鸣。

【白话译文】

　　黄帝问道：五脏六腑的寒热相互转移有什么表现？

　　岐伯回答：肾脏的寒邪转移到脾，会出现浮肿、气虚等病变。脾脏的寒邪转移到肝，会出现痈肿和筋脉挛急的病变。肝脏的寒邪转移到心，就可能出现精神错乱、脾胃阻塞而饮食不能下行等病变。心脏将寒邪转移到肺脏，就会成为肺消病。肺消的主要症状是：饮一份的水，

／读书笔记

尿出二份小便。这种病是治不好的。肺脏将寒邪转移到肾脏，就会成为涌水病，这种病的症状是，患者腹部胀满，但按上去并不硬。由于水气

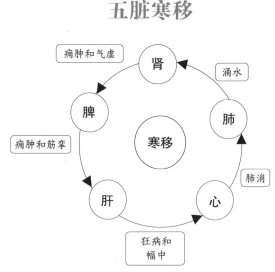

五脏寒移

痈肿和气虚 — 肾 — 涌水
脾 — 肺
痈肿和筋挛 — 寒移
肝 — 心 — 肺消
狂病和膈中

停留在大肠中，所以在行走时能听到腹中肠鸣，好像皮口袋里装着水一样，这是水邪造成的。

🌀 脾移热于肝，则为惊衄。肝移热于心，则死。心移热于肺，传为鬲消。肺移热于肾，传为柔痓（zhì）。肾移热于脾，传为虚，肠澼死，不可治。

胞移热于膀胱，则癃溺血。膀胱移热于小肠，鬲肠不便，上为口糜。小肠移热于大肠，为虑（fú）瘕，为沉。大肠移热于胃，善食而瘦入，谓之食亦。胃移热于胆，亦曰食亦。胆移热于脑，则辛颏（è）鼻渊。鼻渊者，浊涕不下止也，传为衄（nù）衊（miè）瞑目。故得之气厥也。

柔痓：属痓病的一种，指筋脉拘急、项背强直、发热汗出等。

瘕：虑，通"伏"。虑瘕沉伏于腹中的积块。

食亦：病名，善食而体瘦无力。

辛颏：颏，鼻梁。辛颏指鼻梁内有辛辣之感。

衄衊：皆指鼻中出血。

【白话译文】

脾脏将热邪转移到肝脏，就会出现惊恐和鼻孔出血的病变。肝脏的热邪转移到心，就可能造成死亡。心脏将热邪转移到肺脏，就会成为鬲消病。肺脏的热邪转移到肾，就会转变为柔痓病。肾脏将热邪转移到脾脏，日久渐成虚损若再患痢疾，这种病不容易治疗。

胞宫和精室的热邪转移到膀胱，则出现小便不通或尿液中带血等症状。膀胱将热邪转移到小肠，就会出现大便不通和口舌糜烂的病变。小肠将热邪转移到大肠，就造成伏瘕和痔疮病。大肠的热邪转移到胃，胃中有热，食欲旺盛，虽然吃得很多， 但身体仍然消瘦无力，这种病叫做"食亦"。胃将热邪转移到胆，也会得食亦病。胆将热邪转移到脑，就成为鼻中常感辛辣的鼻渊病，鼻渊病的主要症状是常流浓浊的鼻涕。进一步发展，还会出现鼻中流血、目暗不明等症状。以上各种症状，都是由于脏腑之气运行逆乱造成的。

六腑热移

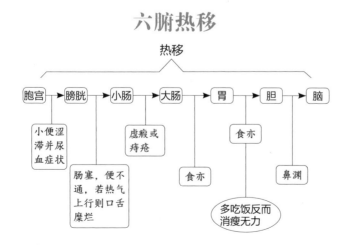

读书笔记

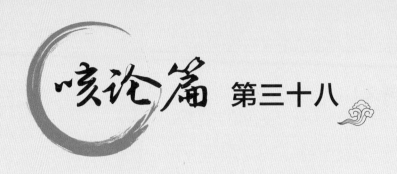

咳论篇 第三十八

本篇主要论述了六腑咳的症状。

长虫：指蛔虫。

遗失：失，是"矢"字的误写，指大便。遗矢，指大便失禁。

失气：指放屁。

涕唾：指稠痰。

岐伯曰：五脏之久咳，乃移于六腑。脾咳不已，则胃受之。胃咳之状，咳而呕，呕甚则长虫出。肝咳不已则胆受之，胆咳之状，咳呕胆汁。肺咳不已则大肠受之，大肠咳状，咳而遗失。心咳不已则小肠受之，小肠咳状，咳而失气，气与咳俱失。肾咳不已则膀胱受之，膀胱咳状，咳而遗溺。久咳不已则三焦受之，三焦咳状，咳而腹满不欲食饮。此皆聚于胃关于肺，使人多涕唾而面浮肿气逆也。

📝 读书笔记

【白话译文】

岐伯说：五脏咳嗽如果长久不愈，病邪就会转移到六腑。如果脾咳长久不愈，胃就会受到影响而发病。胃咳的表现为咳嗽时呕吐，严重时会吐出蛔虫。肝咳长期不愈，就要传给胆，形成胆咳。胆咳的表现为咳嗽时呕吐胆汁。肺咳长期不愈，就要传给大肠形成大肠咳。大肠咳的表现为咳嗽时大便失禁。心咳长久不愈，小肠就会受到影响而发病。小肠咳的症状是咳嗽时多放屁，且往往是咳嗽的同时放屁。肾咳长久不愈，膀胱就会受到影响而发病。膀胱咳的症状是咳嗽时小便失禁。以上各种咳嗽长期不愈，就要传给三焦形成三焦咳。三焦咳的表现为咳嗽时腹部胀满，不想饮食。以上这些咳嗽，均会最终影响到胃，并影响到肺，出现咳嗽气逆、流鼻涕、痰液多、面部水肿等症状。

五脏久咳不止转移至六腑

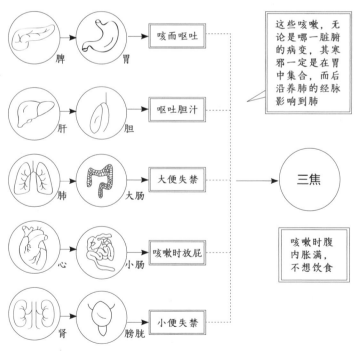

脾 → 胃 → 咳而呕吐

肝 → 胆 → 呕吐胆汁

这些咳嗽，无论是哪一脏腑的病变，其寒邪一定是在胃中集合，而后沿养肺的经脉影响到肺

肺 → 大肠 → 大便失禁 → 三焦

心 → 小肠 → 咳嗽时放屁

肾 → 膀胱 → 小便失禁

咳嗽时腹内胀满，不想饮食

读书笔记

举痛论篇 第三十九

名家带你读

本篇论述了寒邪是疼痛的主要病因指出了寒邪侵入脏腑，产生的各种疼痛及原因。

缩蜷：收缩不伸。

绌急：屈曲拘急。

炅：热的意思。

岐伯曰：寒气客于脉外，则脉寒，脉寒则缩蜷，缩蜷则脉绌（chù）急，则外引小络，故卒然而痛。得炅（jiǒng）则痛立止，因重中于寒，则痛久矣。

【白话译文】

岐伯说：寒邪停留于脉外，则经脉受寒，经脉受寒则引起经脉收缩而不伸展，如此则经脉拘急，经脉拘急便牵引外部的小络脉，所以突然出现疼痛。但只要得到温暖，经脉就会舒张开，气血运行通畅，疼痛就立即停止。若反复受了寒邪，则会久痛不止。

厥逆上泄：指厥逆之气上越。

气复反：指阳气恢复。

厥逆上出：指肠胃之气上逆。

寒气客于五脏，厥逆上泄，阴气竭，阳气未入，故卒然痛死不知人，气复反则生矣。

寒气客于肠胃，厥逆上出，故痛而呕也。

寒气客于小肠，小肠不得成聚，故后泄腹痛矣。

热气留于小肠，肠中痛，瘅热焦渴，则坚干不得出，故痛而闭不通矣。

成聚：指小肠受盛容留水谷的作用。

【白话译文】

如果寒邪侵入五脏，逼迫五脏阳气上逆，使阴气阻绝不通，阴阳之气不能正常衔接，会出现突然疼痛、昏迷不醒的症状；如果阳气恢复，仍然可以苏醒。

如果寒邪侵入肠胃，肠胃气厥逆上行，所以疼痛并且呕吐。

如果寒邪侵入小肠，小肠功能失常，水谷不能久留，所以腹泻、腹痛。

如果是热邪留在小肠，就会发生肠中疼痛，会耗损肠中的水液，使患者口干舌燥，大便坚硬难出，出现腹痛而且便秘的症状。

脏腑的各种疼痛及产生原因

寒邪入侵	症机	症痛
寒气客于五脏	气逆上泻，引起衰竭，阳气不入	疼痛昏死，阳气恢复则醒
寒气客于肠胃	气逆上行	疼痛、呕吐
寒气客于小肠	阳气不化，水谷不聚	泄泻、腹痛
热气留于小肠	内热伤津	肠中疼痛，口渴，大便不通

读书笔记

腹中论篇 第四十

名家 带你读

本篇主要论述了鼓胀、伏梁这两种腹中疾病的病因、症状与治疗方法。

鸡矢醴：鸡矢，
即鸡屎。醴，甜
米酒。鸡矢醴即
治疗彭胀的药酒
方名。方用鸡屎
白晒干，再用微
火焙黄后取一
两，放入三碗米
酒中，用火烧开
数次，澄清后，
空腹时热服。

知：见效。

🌀黄帝问曰：有病心腹满，旦食则不能暮食，此为何病？

岐伯对曰：名为鼓胀。

帝曰：治之奈何？

岐伯曰：治之以鸡矢醴，一剂知，二剂已。

【白话译文】

黄帝问道：有的患者胸腹部肿胀发闷，早晨病情较轻还可以吃东西，但到晚上病情较重，就不能吃东西了。这是什么病？

岐伯回答：这种病叫"鼓胀"。

黄帝问：怎样治疗呢？

岐伯回答：用鸡屎醴进行治疗，患者服一剂就能见效，服两剂病就会好。

〜帝曰：人有身体髀股胻皆肿，环脐而痛，是为何病？

岐伯曰：病名伏梁，此风根也。其气溢于大肠而著于肓，肓之原在齐下，故环脐而痛也，不可动之，动之为水溺涩之病。

肓之原：原，原穴。肓之原即脖胦穴，为任脉经的气油穴，位于脐下1.5寸。

水溺：指小便。

【白话译文】

黄帝问：有的病人大腿和小腿部位都发生肿痛，且有环绕脐部疼痛的症状，这是什么病？

岐伯回答：这叫"伏梁病"，是以往感受了风寒之邪所造成的。风寒邪气充斥于大肠，停留在大肠外的脂膜上，而大肠外脂膜的根在肚脐下，所以出现绕脐而痛的症状。这种病不能重按患处，也不能用猛药泄下，否则会引起小便涩滞不畅的病变。

伏梁病会引起患者环绕肚脐而痛

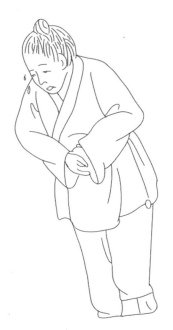

✎ 读书笔记

刺腰痛篇 第四十一

本篇主要论述了各种腰痛的特征与对应的针刺方法，阐述了根据症状依经脉取穴针刺的原则；介绍了根据腰痛的不同伴发症状，而采取的针刺方法。

尻：指臀部。

成骨：又名骭骨，即胫骨。

三痏：痏，针灸后穴位上的瘢痕，引申为针刺次数。三痏即针刺三次。

> 足太阳脉令人腰痛，引项脊尻（kāo）背如重状，刺其郄中。太阳正经出血，春无见血。
>
> 少阳令人腰痛，如以针刺其皮中，循循然不可以俯仰，不可以顾。刺少阳成骨之端出血，成骨在膝外廉之骨独起者，夏无见血。
>
> 阳明令人腰痛，不可以顾，顾如有见者，善悲。刺阳明于骭前三痏（wěi），上下和之出血，秋无见血。

【白话译文】

足太阳膀胱经脉发生病变后所产生的腰痛牵拉后项、脊背、尾椎等处，如同背负重物。治疗时应针刺足太阳经的委中穴，使之出血。如果在春季，就不要刺出血。

足少阳胆经发生病变后所产生的腰痛，就像用针扎

读书笔记

皮肤一样疼痛，并逐渐加重，身体不能俯仰，也不能转头看东西。治疗时应针刺足少阳经的阳陵泉穴，使之出血。如果在夏季，就不要刺出血。

足阳明胃经发生病变后所产生的腰痛，疼痛时腰部不能转动，如果勉强转腰，就会出现幻视，并且容易感到悲伤。治疗时应针刺阳明经的足三里穴三次，要刺出血，使上下气血协调平和。如果是在秋季，就不要刺出血。

足少阴令人腰痛，痛引脊内廉。刺少阴于内踝上二痏。春无见血，出血太多，不可复也。

厥阴之脉令人腰痛，腰中如张弓弩弦。刺厥阴之脉，在腨踵鱼腹之外，循之累累然，乃刺之。其病令人善言，默默然不慧，刺之三痏。

内踝上：即复溜穴。

累累然：指如串珠状。

不慧：指精神不爽朗。

【白话译文】

足少阴经的病变所引起的腰痛，疼痛牵连着脊柱内侧。治疗时可针刺足少阴经的复溜穴两次，如果是在春季，就不要针刺出血，如果出血太多，血气就不容易恢复。

足厥阴经的病变所引起的腰痛，疼痛时患者身体痉挛拘急，像弓弦张开一样。治疗时可以针刺厥阴经脉，在小腿肚与足跟之间鱼腹穴外侧的蠡沟穴，以手触摸犹

📝 读书笔记

如串珠的地方针刺。这种病常使人沉默少语，精神不振，要针刺三次。

足三阳三阴腰痛及治疗刺法

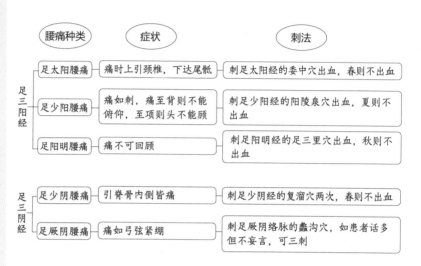

腰痛种类	症状	刺法
足三阳经 足太阳腰痛	痛时上引颈椎，下达尾骶	刺足太阳经的委中穴出血，春则不出血
足少阳腰痛	痛如刺，痛至背则不能俯仰，至项则头不能顾	刺足少阳经的阳陵泉穴出血，夏则不出血
足阳明腰痛	痛不可回顾	刺足阳明经的足三里穴出血，秋则不出血
足三阴经 足少阴腰痛	引脊骨内侧皆痛	刺足少阴经的复溜穴两次，春则不出血
足厥阴腰痛	痛如弓弦紧绷	刺足厥阴络脉的蠡沟穴，如患者话多但不妄言，可三刺

眽眽然：指视物不清。

🌀 **解脉令人腰痛，痛引肩，目眽眽然，时遗溲。刺解脉，在膝筋肉分间郄外廉之横脉出血，血变而止。**

解脉令人腰痛如引带，常如折腰状，善恐。刺解脉，在郄中结络如黍米，刺之血射以黑，见赤血而已。

✏️读书笔记

【白话译文】

解脉发生病变所产生的腰痛，疼痛时牵拉肩部，眼睛视物不清，经常遗尿。治疗时应针刺解脉，在膝后筋肉分间处，委中穴外侧的横脉委阳穴处，使之出血，待血色由紫黑变成红色时即停止。

解脉发生病变所产生的腰痛，好像有带子牵引一样，疼痛时腰部像要裂开一样，平常腰痛就像腰部要折断一样，时常有恐惧的感觉。治疗时应针刺解脉在膝弯处的委中穴，患者的委中穴处常有络脉结成像小米一样的块状物，针刺时会出紫黑色的血液，针刺直到血变成红色时停止。

读书笔记

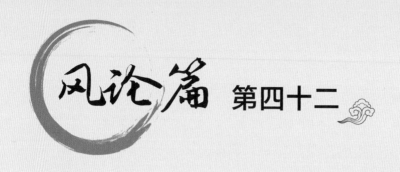

风论篇 第四十二

本篇论述了风邪的致病特点，阐述了风邪侵袭人体所导致的各种风病的症状。

疠风：相当于现在的麻风病。

偏枯：即偏瘫，见于中风后遗症。

洒然：形容寒冷的样子。

快栗：战栗的样子。

🌀 **黄帝问曰**：风之伤人也，或为寒热，或为热中，或为寒中，或为疠风，或为偏枯，或为风也，其病各异，其名不同。或内至五脏六腑，不知其解，愿闻其说。

岐伯对曰：风气藏于皮肤之间，内不得通，外不得泄。风者善行而数变，腠理开则洒然寒，闭则热而闷，其寒也则衰食饮，其热也则消肌肉。故使人怢（tū）栗而不能食，名曰寒热。

【白话译文】

黄帝说：风邪侵入人体之后，会引起多种病变，或成为寒热病，或成为热中病，或成为寒中病，或成为疠风病，或成为偏枯病，或成为其他风病。它们表现出的症状各不相同，病的名称也不一样，有时甚至还向内侵入人体五脏六腑，我不明白其中的原因，希望听您讲讲这个道理。

岐伯回答：风邪侵入人体，潜藏于肌肤之间，阻塞毛孔，既不能通行于体内，又不能外泄于体外。但风邪善于流通又变化多端。当毛孔张开的时候，患者感觉浑身发冷；当毛孔闭合时，患者感到浑身发热且心中烦闷。当身体发冷的时候，饮食量就会减少；当身体发热时，肌肉就会消瘦，由此导致患者毫无食欲，不想吃东西，这种病叫做"寒热"。

风邪对人体的伤害

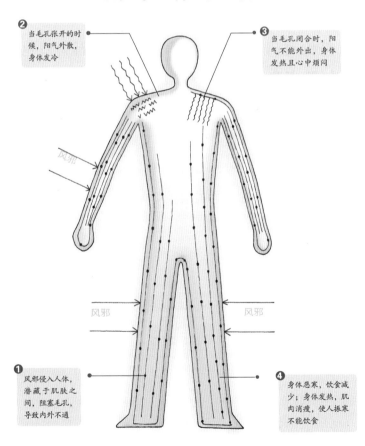

❷ 当毛孔张开的时候，阳气外散，身体发冷

❸ 当毛孔闭合时，阳气不能外出，身体发热且心中烦闷

风邪

风邪　风邪

❶ 风邪侵入人体，潜藏于肌肤之间，阻塞毛孔，导致内外不通

❹ 身体恶寒，饮食减少；身体发热，肌肉消瘦，使人振寒不能饮食

读书笔记

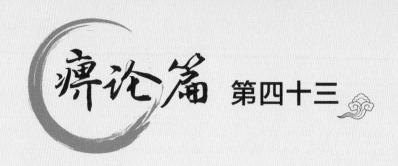

痹论篇 第四十三

本篇论述了痹病的病因、分类及症状。

行痹：又称"风痹"，表现为肢体关节疼痛，游走不定。

痛痹：又称"寒痹"，表现为肢体关节疼痛较重，得暖则缓，遇冷加剧。

著痹：又称"湿痹"，表现为肢体关节沉重酸痛，固定不移或肌肉麻木不仁。

🌀 黄帝问曰：痹之安生？

岐伯对曰：风寒湿三气杂至，合而为痹也。其风气胜者为 行痹，寒气胜者为 痛痹，湿气胜者为著痹也。

帝曰：其有五者何也？

岐伯曰：以冬遇此者为骨痹，以春遇此者为筋痹，以夏遇此者为脉痹，以至阴遇此者为肌痹，以秋遇此者为皮痹。

【白话译文】

黄帝问道：痹病是怎样产生的呢？

岐伯回答：风邪、寒邪、湿邪三种邪气错杂在一起同时侵袭人体就会形成痹病。这当中，风邪占主导地位的就形成行痹，寒邪占主导地位的就形成痛痹，湿邪占主导地位的就形成著痹。

黄帝问道：痹病为何又分为五种呢？

岐伯回答：在冬季受了风、寒、湿三种邪气所形成的痹病叫做"骨痹"，在春季受了风、寒、湿三种邪气所形成的痹病叫做"筋痹"，在夏季受了风、寒、湿三种邪气所形成的痹病叫做"脉痹"，在长夏季节受了风、寒、湿三种邪气所形成的痹病叫做"肌痹"，在秋季受了风、寒、湿三种邪气所形成的痹病叫做"皮痹"。

四时弊病

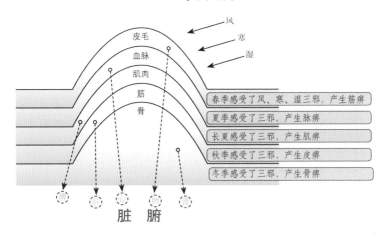

皮毛 血脉 肌肉 筋 骨
风 寒 湿

春季感受了风、寒、湿三邪，产生筋痹
夏季感受了三邪，产生脉痹
长夏感受了三邪，产生肌痹
秋季感受了三邪，产生皮痹
冬季感受了三邪，产生骨痹

脏　腑

🌀 **帝曰：夫痹之为病，不痛何也？**

岐伯曰：痹在于骨则重，在于脉则血凝而不流，在于筋则屈不伸，在于肉则不仁，在于皮则寒。故具此五者，则不痛也。凡痹之类，逢寒则虫，逢热则纵。

纵：弛缓。

【白话译文】

黄帝问道：人患痹病，有时并不感到疼痛，这是什么原因呢?

岐伯回答：痹病发生在骨，表现为身体沉重；痹病发生在脉，表现为血脉滞塞，运行不畅；痹病发生在筋，表现为人体关节不能屈伸自如；痹病发生在肌肉，表现为肌肉麻木无知觉；痹病发生在皮肤，表现为身体寒冷。凡是具有这五种症状的，都不会出现疼痛。凡是痹病，遇到寒气，筋脉拘急，病情就会加重，遇到热气，筋脉弛缓病情就会减轻。

痹症不痛的机理

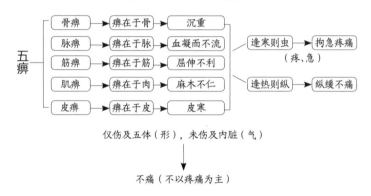

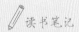
读书笔记

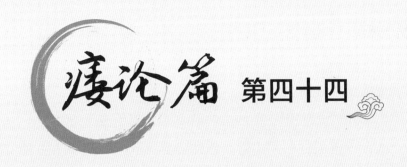

名家 带你读

本篇提出了"五脏使人痿"的基本观点，并对痿证进行了五体分类；论述了五脏痿病的病因。

黄帝问曰：五脏使人痿何也？

岐伯对曰：肺主身之皮毛，心主身之血脉，肝主身之筋膜，脾主身之肌肉，肾主身之骨髓。故肺热叶焦，则皮毛虚弱急薄，著则生痿躄（bì）也。心气热，则下脉厥而上，上则下脉虚，虚则生脉痿，枢折挈，胫纵而不任地也。肝气热，则胆泄口苦，筋膜干，筋膜干则筋急而挛，发为筋痿。脾气热，则胃干而渴，肌肉不仁，发为肉痿。肾气热，则腰脊不举，骨枯而髓减，发为骨痿。

痿：病名，指肌体筋脉弛缓、软弱无力以致肌肉萎缩而不能随意运动的一种病证。

痿躄：指四肢痿废，不能行走。

枢折挈：指关节不能提举，像枢轴折断一般。

【白话译文】

黄帝问道：五脏的病变都能使人得痿病，这是什么原因呢？

岐伯回答：肺主全身皮毛，心主全身血脉，肝主全身筋膜，脾主全身肌肉，肾主全身骨髓。所以肺脏感受热邪，就会使肺叶焦枯，灼伤津液，皮毛变得虚弱、干枯，严重的就形成痿躄。心脏感受热邪，下肢经脉的血气向上逆行，致使下肢经脉的血气空虚，便形成了脉痿，关节如同被折断，脚和小腿的肌肉软弱无力而不能行走。肝脏感受热邪，则胆气外泄而使口中发苦，筋脉受损干燥，筋脉拘急，从而形成筋痿。脾脏感受热邪，则胃中津液干枯而且口渴，肌肉麻痹没有知觉，形成肉痿。肾脏感受热邪，肾精耗竭，骨髓减少，腰脊不能屈伸，便形成骨痿。

读书笔记

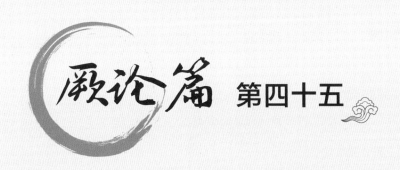

厥论篇 第四十五

名家 带你读

本篇指出厥病有寒厥、热厥之分，论述了寒厥病、热厥病的病因。

黄帝问曰：厥之寒热者，何也？

岐伯对曰：阳气衰于下，则为寒厥；阴气衰于下，则为热厥。

帝曰：热厥之为热也，必起于足下者何也？

岐伯曰：阳气起于足五指之表。阴脉者，集于足下而聚于足心，故阳气胜则足下热也。

帝曰：寒厥之为寒也，必从五指而上于膝者，何也？

岐伯曰：阴气起于五指之里，集于膝下而聚于膝上，故阴气胜，则从五指至膝上寒。其寒也，不从外，皆从内也。

【白话译文】

黄帝问道：厥病分为寒厥、热厥，这是为什么呢？

岐伯回答：下部的阳气不足，就会形成寒厥病；下

厥之寒热：之，有的意思。厥之寒热即厥有寒热。

下：指足。

表：指外侧。

里：指内侧。

读书笔记

部的阴气不足，就会形成热厥病。

　　黄帝问道：热厥病的发热，一定从脚下先开始，这是什么原因呢？

　　岐伯回答：阳经之气起始于脚五趾的外侧，脚的阴经之气聚集于脚心，若阳经之气偏盛，阴经之气不足，阳经之气占据阴经之气的位置，因而脚下发热。

　　黄帝问道：寒厥病的发冷，一定从脚五趾开始，再上升到膝关节，这是什么原因呢？

　　岐伯回答：阴经之气起始于脚五趾的内侧，集中于膝下而聚集于膝上。阴经之气偏盛，阳经之气不足时，寒冷从脚五趾开始，上升至膝关节。这种寒冷不是由于外邪入侵所致，而是由于体内阳气空虚所形成的。

厥病的发生

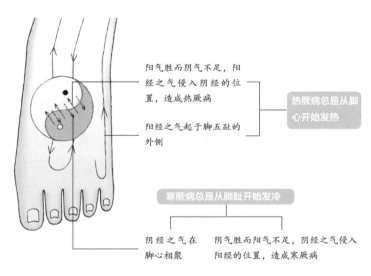

阳气胜而阴气不足，阳经之气侵入阴经的位置，造成热厥病

阳经之气起于脚五趾的外侧

热厥病总是从脚心开始发热

寒厥病总是从脚趾开始发冷

阴经之气在脚心相聚

阴气胜而阳气不足，阴经之气侵入阳经的位置，造成寒厥病

读书笔记

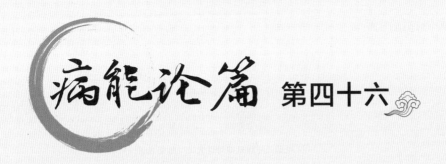

病能论篇 第四十六

名家 带你读

本篇阐述了胃脘痈、阳厥等疾病的诊断与病机，分析了其症状及治疗方法。

黄帝问曰：人病 胃脘痈 者，诊当何如？

岐伯对曰：诊此者，当候胃脉，其脉当沉细，沉细者气逆，逆者，人迎甚盛，甚盛则热；人迎者，胃脉也，逆而盛，则热聚于胃口而不行，故胃脘为痈也。

胃脘痈：病名，即胃脘部生痈肿痛。

胃脉：指人迎脉和趺阳脉。

【白话译文】

黄帝问道：人患了胃脘痈这种病，应当如何诊断呢？

岐伯回答：诊断这个病，应首先检查胃脉，其胃脉必然沉且细，胃脉沉且细表明胃气上逆，胃气上逆，则人迎脉跳动尤其旺盛，人迎脉跳动旺盛表明体内有热邪，人迎是胃脉经过的地方，胃气上逆，人迎脉跳动过于旺盛，热邪就会聚集于胃口而不得散发，所以胃脘部出现痈肿的现象。

读书笔记

145

胃脘痛的诊脉与症状

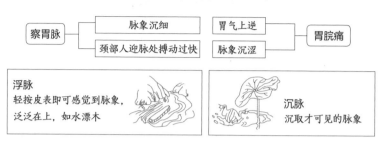

帝曰：有病怒狂者，此病安生？

岐伯曰：生于阳也。

帝曰：阳何以使人狂？

岐伯曰：阳气者，因暴折而难决，故善怒也，病名曰阳厥。

帝曰：何以知之？

岐伯曰：阳明者常动，巨阳少阳不动，不动而动大疾，此其候也。

帝曰：治之奈何？

岐伯曰：夺其食即已，夫食入于阴，长气于阳，故夺其食即已。使之服以生铁洛为饮，夫生铁洛者，下气疾也。

暴折而难决：指突然受到难以忍受的刺激，而难以疏解。

生铁洛：指冶炼钢铁时锤落下来的铁屑，铁屑煎水服之，具有降气、清热的功效。

读书笔记

【白话译文】

黄帝问道：有的患者会出现发怒狂躁的症状，此病是如何产生的呢？

岐伯回答：此病是由于阳气逆乱而造成的。

黄帝问道：阳气逆乱为什么会使人狂怒呢？

岐伯回答：患者突然受到严重的刺激，而不能宣泄，气厥上逆，所以容易发怒，病名叫做"阳厥"。

黄帝问道：怎样才能知道要发生阳厥病呢？

岐伯回答：在正常情况下，阳明经上某些部位跳动明显，而太阳、少阳经脉跳动不明显，应该跳动不明显的经脉，突然跳动得特别厉害，这就是阳厥病即将发生的征兆。

黄帝又问道：这种病应如何治疗呢？

岐伯回答：减少患者的饮食量，狂怒就会停止，因为饮食进入胃中，经消化吸收，就会助长人身之阳气，因此减少患者的饮食量，就会痊愈。另外，可再给患者服用"生铁洛"，因为生铁洛具有降气的作用。

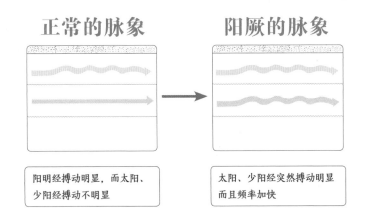

正常的脉象　　　**阳厥的脉象**

阳明经搏动明显，而太阳、少阳经搏动不明显

太阳、少阳经突然搏动明显而且频率加快

读书笔记

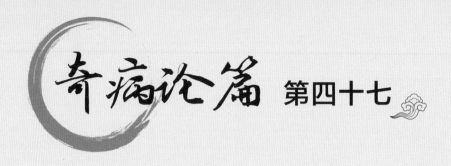

奇病论篇 第四十七

本篇论述了少见而异于寻常的疾病，如孕妇不能发出声音、脾瘅、胆瘅等，分析了这些疾病的病因、病机、症状及治疗方法。

喑：指声哑。

绝：指阻隔不通。

    黄帝问曰：人有重身，九月而喑（yīn），此为何也？

    岐伯对曰：胞之络脉绝也。

    帝曰：何以言之？

    岐伯曰：胞络者系于肾，少阴之脉，贯肾系舌本，故不能言。

【白话译文】

黄帝问道：有的孕妇到第九个月时，说话发不出声音，这是什么原因呢？

岐伯回答：这是由于子宫中的络脉被胎儿压迫，气血受到阻塞所引起的。

黄帝问道：为什么这样说呢？

读书笔记

148

岐伯回答：子宫中的络脉连着肾脏，足少阴肾脉内贯通肾脏，上连到舌根部，而子宫中络脉受阻，使肾脏的气血无法通行至舌根，所以说话发不出声音。

帝曰：治之奈何？

岐伯曰：无治也，当十月复。《刺法》曰，无损不足，益有余，以成其疹，然后调之。所谓无损不足者，身羸瘦，无用镵（chán）石也；无益其有余者，腹中有形而泄之，泄之则精出而病独擅中，故曰疹成也。

镵石：镵，即镵针，九针之一，头大末锐，形如箭头。石，指砭石，古代石制针刺工具。

【白话译文】

黄帝问道：如何对此进行治疗呢？

岐伯回答：不用治疗，等到第十个月分娩后，自然就可以恢复正常。《刺法》这部医书上说，不要损伤不足的，不要补益有余的，不要因误治造成新的疾病，然后再治疗。所谓不要损伤不足的，是指在妊娠的第九个月，孕妇身体消瘦，不应用针刺、砭石方法进行治疗；所谓不要补益有余的，是说邪气滞留腹中造成肿块，不能用补益方法进行治疗，补益后虽然精神有所好转，但却使肿块牢靠地停聚在腹中，所以说盲目采取治疗方法会导致其他疾病的产生。

读书笔记

主气：指水谷五味之气。

消渴：病名，症状有口渴、易饥、小便多、易瘦。

兰：指兰草，即佩兰。

🌀 **帝曰：有病口甘者，病名为何？何以得之？**

岐伯曰：此五气之溢也，名曰脾瘅。夫五味入口，藏于胃，脾为之行其精气，津液在脾，故令人口甘也，此肥美之所发也，此人必数食甘美而多肥也。肥者，令人内热，甘者令人中满，故其气上溢，转为消渴。治之以兰，除陈气也。

【白话译文】

黄帝问道：有的患者口中发甜，这是什么病呢？是因何而染的？

岐伯回答：这是由于所饮食物的精气上溢所形成的，病名叫做"脾瘅"。水谷精气进入口中，藏于胃中，脾脏为胃输送水谷精气，水谷精气如果停留于脾脏之中，就会致使脾气向上泛溢于口，所以患者出现口中发甜的症状。得这个病，往往是由于肥甘美味的诱惑，患者一定经常食用甜美、肥腻的食物。食用过多的肥腻食物使人身体产生大量内热。过多的甜美食物使人腹部闷胀，食物精气上溢，时间长了，脾运失常就会进一步转化为消渴病。治疗此病可用兰草类药物，因为其气味芳香，可以排除体内积聚的陈腐之气。

🖊 读书笔记

🌀 **帝曰：有病口苦，取阳陵泉。口苦者，病名为何？何以得之？**

岐伯曰：病名曰胆瘅。夫肝者，中之将也，

取决于胆，咽为之使，此人者，数谋虑不决，故胆虚气上溢，而口为之苦。治之以胆募俞，治在《阴阳十二官相使》中。

胆募俞：胸腹为募，脊背曰俞。胆募，在期门穴下五分，即日月穴；胆俞，在第十椎骨下旁开一寸五分

【白话译文】

黄帝问道：有的患者口中发苦，取阳陵泉穴治疗了仍然不愈，这是什么病呢？又是怎么得的呢？

岐伯回答：这种病名叫"胆瘅"。人的肝脏好比人体的将军，主管谋划，但必须在胆那里做出决断，咽部为肝脏的外使，得这种病的人一定是经常多筹划而少决断，造成胆气虚弱，胆汁上溢于口而出现口中发苦的症状。治疗时，应针刺胆募明穴和胆俞穴。具体治疗方法可参照《阴阳十二官相使》这部医书。

读书笔记

大奇论篇 第四十八

名家 带你读

本篇论述了几种特别少见的疾病，包括偏枯病、瘕病等，分析了这些疾病的脉象和症状。

实：指邪气盛满。

胠：指腋下肋上部分。

脚：指小腿。

> 🌀 **肝满肾满肺满皆实，即为肿。肺之雍，喘而两胠（qū）满；肝雍，两胠满，卧则惊，不得小便；肾雍，脚下至少腹满，胫有大小，髀骱大跛，易偏枯。**

【白话译文】

肝脏、肾脏、肺脏之脉气被邪气阻塞而满实，即为肿病。肺脉壅滞表现为气喘，两胁胀满；肝脉壅滞表现为两胁胀满，睡卧不宁，易受惊，小便不畅；肾脉壅滞表现为从小腿到小腹胀满，两腿粗细不同，有时大腿和小腿都发生肿胀，活动不方便，时间久了就会发展成为偏枯病。

瘛：指抽搐。

骛暴：骛，乱驰。骛暴指脉搏急疾而乱。

> 🌀 **心脉满大，痫瘛（chì）筋挛；肝脉小急，痫瘛筋挛；肝脉骛（wù）暴，有所惊骇，脉不**

至若瘖，不治自已。肾脉小急，肝脉小急，心脉小急，不鼓皆为瘕。

【白话译文】

心脉满而大，就会出现癫痫、手足抽搐、筋脉拘急的症状；肝脉小而急，也会出现癫痫、手足抽搐、筋脉拘急的症状；肝脉搏动快而急如马在奔跑，是突然受到惊骇所引起的；肝脉在指下一时切按不到，突然又失音，一般情况下不用治疗，过一段时间自己就会好的。肾脉、肝脉、心脉均小而急，跳动无力，均可能发展成为瘕病。

癫痫患者的养生原则

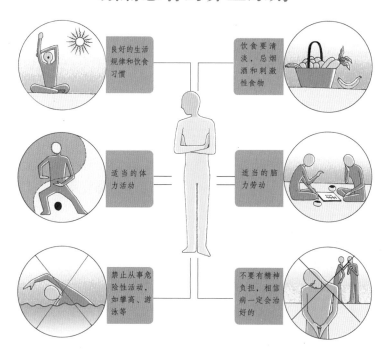

良好的生活规律和饮食习惯

饮食要清淡，忌烟酒和刺激性食物

适当的体力活动

适当的脑力劳动

禁止从事危险性活动，如攀高、游泳等

不要有精神负担，相信病一定会治好的

读书笔记

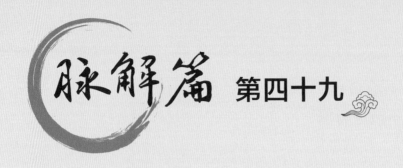

脉解篇 第四十九

名家 带你读

本篇从时令阴阳变化的角度，分析了人体内阴阳变化逆乱导致的经脉病变。

跃：指跌倒。

气去阳而之阴，气盛而阳之下长：人体阳气由表（阳）入里（阴），阴气盛而阳气趋于下部活动。

✎ 读书笔记

少阳所谓心胁痛者，言少阳盛也。盛者心之所表也，九月阳气尽而阴气盛，故心胁痛也。所谓不可反侧者，阴气藏物也，物藏则不动，故不可反侧也。所谓甚则跃者，九月万物尽衰，草木华落而堕，则气去阳而之阴，气盛而阳之下长，故谓跃。

十二地支配月建

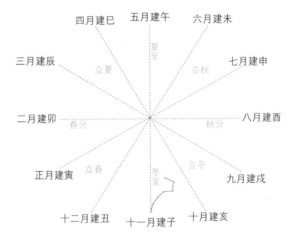

【白话译文】

少阳经病变之所以出现心和胁肋部位疼痛的症状，是因为九月建在戌，属少阳，戌为少阳木，心火为其标，九月为阳气将尽、阴气方盛的时候，所以心和胁肋部位出现疼痛。有的患者不能侧身转动，是因为九月阴气渐盛，阴主闭藏不动，所以身体不能转侧。有的患者病重时甚至常常跌倒，是由于九月万物开始衰败，草木凋落，人身之气从阳到阴，阴气旺盛于身体上部，阳气旺盛于身体下部，所以行走时常常跌倒。

阴阳之气与身体平衡

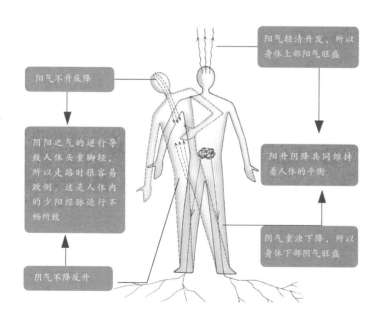

阳气轻清升发，所以身体上部阳气旺盛

阳气不升反降

阴阳之气的逆行导致人体头重脚轻，所以走路时很容易跌倒。这是人体内的少阳经脉运行不畅所致

阳升阴降共同维持着人体的平衡

阴气不降反升

阴气重浊下降，所以身体下部阴气旺盛

读书笔记

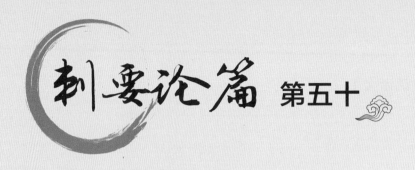

刺要论篇 第五十

本篇主要论述了针刺时必须遵循的要领，即根据疾病所在部位确定适宜的进针深度。如果违背了这一要领，人体各部位就会因针刺深浅不当受到损伤，从而在相应季节产生各种病变。

浮沉：浮，在表。沉，在里。浮沉指病位的浅深。

大贼：指极大的危害。

毫毛腠理：指人体最表浅的部分。

📝 读书笔记

🌀 **黄帝问曰：愿闻刺要。**

岐伯对曰：病有浮沉，刺有浅深，各至其理，无过其道，过之则内伤，不及则生外壅，壅则邪从之。浅深不得，反为大贼，内动五脏，后生大病。故曰，病有在毫毛腠理者，有在皮肤者，有在肌肉者，有在脉者，有在筋者，有在骨者，有在髓者。

【白话译文】

黄帝问道：希望听您讲讲关于针刺的要领。

岐伯回答：人体产生疾病有表里的区别，针刺时相应的就有深浅的不同。针刺时的浅深程度应当视疾病的发病部位而定。病在体表应浅刺，在体内应深刺。要根据病情的需要，不要超过应刺的深度，如果超过了就会伤及人体五脏；如果针刺浅而达不到应有的深度，在体表的血气受到扰乱而壅滞，邪气就会随之侵袭人体。针刺的浅深程度不适当，就会对人体健康造成极大的危害，内伤五脏而引发严重的疾病。所以说，疾病的发病部位，有的在须发或腠理之间，有的在皮肤内，有的在肌肉里，有的在筋上，有的在骨头，有的在髓中。

是故刺毫毛腠理无伤皮，皮伤则内动肺，肺动则秋病温疟，泝泝（sù）然寒栗。刺皮无伤肉，肉伤则内动脾，脾动则七十二日四季之月，病腹胀烦不嗜食。刺肉无伤脉，脉伤则内动心，心动则夏病心痛。刺脉无伤筋，筋伤则内动肝，肝动则春病热而筋弛。刺筋无伤骨，骨伤则内动肾，肾动则冬病胀，腰痛。刺骨无伤髓，髓伤则销铄胻酸，体解㑊然不去矣。

泝泝然：形容怕冷。

销铄：久病消瘦。

【白话译文】

正因为是这样，所以应针刺至须发腠理的就不要损伤到皮肤，皮肤深层损伤了，就会影响到肺脏的功能，肺脏受到了损伤，到了秋季就容易患温疟，出现战栗怕冷的症状。应针刺至皮肤的就不要损伤到肌肉，肌肉损伤了，就会影响到脾脏的功能，脾脏受到了损伤，那么在春、夏、秋、冬四季的最后十八天内就会出现腹胀、烦乱、厌食等病证。应针刺至肌肉的就不要损伤到脉，脉受到了损伤，就会影响心脏的功能，

读书笔记

心脏功能受到影响，到了夏季就会出现心痛的病证。应针刺至脉的就不要损伤到筋，筋损伤了，就会影响到肝脏的功能，肝脏功能受到影响，到了春季就会出现热性病和筋脉弛纵的病证。应针刺至筋脉的就不要损伤到骨头，骨头损伤了，就会影响到肾脏的功能，肾脏功能受到影响，到了冬季就会出现腹胀、腰痛的病证。应针刺至骨的就不要损伤到髓，髓受到了损伤就会日渐消枯，髓少就不能充养骨骼，导致身材枯瘦、小腿酸软、身体倦怠无力、不愿活动等症状。

读书笔记

刺齐论篇 第五十一

本篇主要论述针刺深浅要有一定的限度，否则就违背了针刺法则，从而给人体造成损害。针刺时，要根据疾病所在的部位进行针刺，不可过深或过浅。

岐伯曰：刺骨无伤筋者，针至筋而去，不及骨也。刺筋无伤肉者，至肉而去，不及筋也。刺肉无伤脉者，至脉而去，不及肉也。刺脉无伤皮者，至皮而去，不及脉也。所谓刺皮无伤肉者，病在皮中，针入皮中无伤肉也。刺肉无伤筋者，过肉中筋也，刺筋无伤骨者，过筋中骨也。此之谓反也。

而去：指停止针刺。

中筋：指伤筋。

中骨：指伤骨。

【白话译文】

岐伯说：所谓针刺至骨头就不要伤害到筋，是说疾病在骨头，针刺的深度就应当到骨头，而不要只浅刺到筋就停针或出针。所谓针刺至筋就不要伤害到肌肉，是说疾病在筋，针刺的深度就应当到筋，而不要只浅刺到肌肉就停针或出针。所谓针刺至肌肉就不要伤害到血脉，是说疾病在肌肉，针刺的深度就应当到

读书笔记

肌肉，而不要只浅刺到血脉就停针或出针。所谓针刺至血脉就不要伤害到皮肤，是说疾病在血脉，针刺的深度就应当到血脉，而不要只浅刺到皮肤就停针或出针。所谓针刺至皮肤的就不要伤害到肌肉，是说疾病发生在皮肤之中，针刺至皮肤即可，就不要再深刺而伤害到肌肉。所谓针刺至肌肉的就不要伤害到筋，是说疾病发生在肌肉中，针刺至肌肉即可，就不要再深刺而伤害到筋。所谓针刺至筋的就不要伤害到骨头，是说疾病发生在筋，针刺到筋即可，就不要再深刺而伤害到骨头。总之，在针刺的深浅程度把握上，超过或不及应达到的程度都是违反正常针刺原则的。

针刺的深度

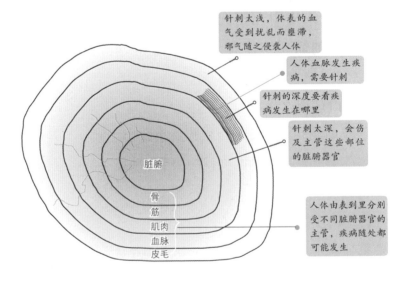

针刺太浅，体表的血气受到扰乱而壅滞，邪气随之侵袭人体

人体血脉发生疾病，需要针刺

针刺的深度要看疾病发生在哪里

针刺太深，会伤及主管这些部位的脏腑器官

人体由表到里分别受不同脏腑器官的主管，疾病随处都可能发生

脏腑
骨
筋
肌肉
血脉
皮毛

读书笔记

刺禁论篇 第五十二

名家带你读

本篇论述了内脏禁刺部位；列举了误刺人体某些部位所导致的不良后果；指出人体某些部位在针刺时不宜过深。

黄帝问曰：愿闻禁数。

岐伯对曰：脏有要害，不可不察。肝生于左，肺藏于右，心部于表，肾治于里，脾为之使，胃为之市。鬲肓之上，中有父母，七节之傍，中有小心，从之有福，逆之有咎。

禁数：指禁刺之处。

父母：指心肺两脏。

小心：指心包络。

【白话译文】

黄帝问道：我希望听您谈谈人体禁刺的部位有多少。

岐伯回答：人体五脏各有其要害之处，不可以不仔细观察。肝气生于左侧，肺气藏于右侧，心气布散于体表，肾气主持人体之里，脾脏运化转输水谷精华和津液，胃容纳水谷和消化饮食，有协助五脏气机通畅的作用。心脏和肺脏皆位居膈膜之上，在第七椎旁，里面有心包络。这些部位都是人体禁刺之处，针刺时

读书笔记

161

避开这些部位，就不会发生危险；若误刺了这些部位，就会发生祸殃。

🌀 **刺中心，一日死，其动为噫。刺中肝，五日死，其动为语。刺中肾，六日死，其动为嚏。刺中肺，三日死，其动为咳。刺中脾，十日死，其动为吞。刺中胆，一日半死，其动为呕。**

【白话译文】

针刺时若误刺了心脏，大概一天就会死亡，死亡的征兆为嗳气；针刺时若误刺了肝脏，大概五天就会死亡，死亡的征兆为患者自言自语；针刺时误刺了肾脏，大概六天就会死亡，死亡的征兆为患者有打喷嚏的症

人体禁刺要害

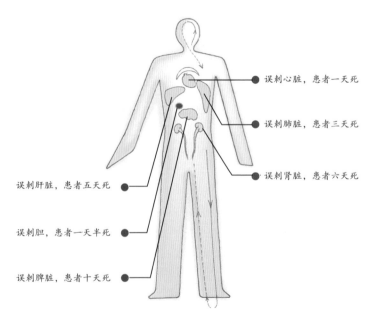

误刺心脏，患者一天死

误刺肺脏，患者三天死

误刺肾脏，患者六天死

误刺肝脏，患者五天死

误刺胆，患者一天半死

误刺脾脏，患者十天死

状出现；针刺时若误刺了肺脏，大概三天就会死亡，死亡的征兆是患者有咳嗽的症状出现；针刺时若误刺了脾脏，大概十天就会死亡，死亡的征兆是患者有吞咽困难的症状出现；针刺时若误刺了胆，大概一天半就会死亡，死亡的征兆是患者有胆汁外泄且呕吐不止的症状出现。

刺阴股中大脉，血出不止，死。刺客主人内陷中脉，为内漏为聋。刺膝髌出液为跛。刺臂太阴脉，出血多，立死。刺足少阴脉，重（chóng）虚出血，为舌难以言。

【白话译文】

针刺大腿内侧穴位时，若误刺了大的血脉，就会使患者流血不止而致死亡；针刺客主人穴（上关穴）时，若刺入过深，误刺了血脉，就会使患者耳底出脓甚至耳聋；针刺膝关节时，若误伤以致流出液体，就会导致患者跛脚；针刺手太阴经脉时，若出血过多，就会使患者立即死亡；针刺足少阴经脉时，若患者肾脏本来就虚弱，再有误伤出血，就会使肾气更虚，导致患者舌头不灵活，说话困难。

客主人：穴名，又名上关。

膝髌：指膝盖骨。

重虚：指肾脏原已虚弱，再误刺，使其更虚。

读书笔记

刺志论篇 第五十三

名家 带你读

本篇从气与形、谷与气、脉与血是否相应论述了虚实的反常现象，并阐述了造成这些反常现象的机理；讲述了对于虚实不同的人体进行针刺补泻时的方法。

脱血：指失血。

脉有风气：指风和侵入脉中。

开针空：出针后不按闭针孔。空，即孔。

气盛身寒，得之伤寒，气虚身热，得之伤暑。谷入多而气少者，得之有所脱血，湿居下也。谷入少而气多者，邪在胃及与肺也。脉小血多者，饮中热也；脉大血少者，脉有风气，水浆不入，此之谓也。

夫实者，气入也；虚者，气出也。气实者，热也；气虚者，寒也。入实者，左手开针空（kǒng）也；入虚者，左手闭针空也。

读书笔记

【白话译文】

人体的气旺盛，但身上怕冷，是感受了风寒邪气所致。人体的气虚弱，但身上发热，是感受了暑热邪气所致。饮食量大，但血气不足，是由于失血过多，或是湿邪滞留于身体下部所致。饮食量小，但血气充盛，是因为邪气滞留于胃并上逆至肺脏所致。脉搏搏动小但血液多，是饮酒过多，中焦郁热所致。脉搏搏动大但血液少，是风邪入侵于脉中和饮食不进所致。这就是造成反常现象的机理。

实证是邪气入侵人体后的亢盛状态，虚证是人体正气外泄后的虚弱状态。邪气实，表现为身体发热；正气虚，表现为身体寒冷。对实证进行针刺时，出针时应左手开大针孔以泄邪气；对虚证进行针刺时，出针时应左手闭合针孔以存正气。

虚实与病态

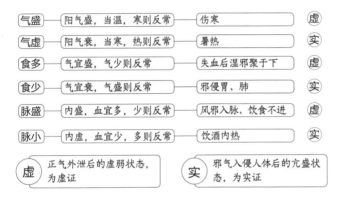

气盛	阳气盛，当温，寒则反常	伤寒	虚
气虚	阳气衰，当寒，热则反常	暑热	实
食多	气宜盛，气少则反常	失血后湿邪聚于下	虚
食少	气宜衰，气盛则反常	邪侵胃、肺	实
脉盛	内盛，血宜多，少则反常	风邪入脉、饮食不进	虚
脉小	内虚，血宜少，多则反常	饮酒内热	实

| 虚 | 正气外泄后的虚弱状态，为虚证 |
| 实 | 邪气入侵人体后的亢盛状态，为实证 |

虚实与补泻

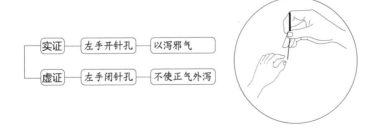

| 实证 | 左手开针孔 | 以泻邪气 |
| 虚证 | 左手闭针孔 | 不使正气外泻 |

读书笔记

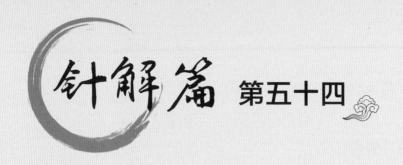

针解篇 第五十四

名家带你读

本篇指出虚实补泻的关键，在于灵活运用九针；论述了针刺时的一些注意事项；根据人与自然界相对应的道理，阐述了九针的不同功用。

先后：指病的标与本。

　　察后与先者，知病先后也。为虚与实者，工勿失其法。若得若失者，离其法也。虚实之要，九针最妙者，为其各有所宜也。补泻之时者，与气开阖相合也。九针之名，各不同形者，针穷其所当补泻也。

【白话译文】

　　审察疾病的先后病程变化，分辨疾病的表象和本质，正确采用虚实补泻的手法，医生不要误用了针刺手法。针刺效果时好时差，说明运用了与病情不适当的补泻手法，虚证误用了泻法，实证误用了补法，违背了正确的虚补实泻的针刺方法。对于虚实补泻的治疗要领，关键在于灵活地运用九针，九针大小不同，分别有各自的适应症。医生实施针刺进行补泻时，应当与人体经气的开阖来去相对应。九针名称不同，形状各异，这是根据各种病证不同的补泻需要而研制出来的。

读书笔记

❧ 帝曰：余闻九针，上应天地四时阴阳，愿闻其方，令可传于后世以为常也。

余闻九针：《灵枢·九针论》有更详尽的论述，读者可参读。

岐伯曰：夫一天、二地、三人、四时、五音、六律、七星、八风、九野，身形亦应之，针各有所宜，故曰九针。人皮应天，人肉应地，人脉应人，人筋应时，人声应音，人阴阳合气应律，人齿面目应星，人出入气应风，人九窍三百六十五络应野。故一针皮，二针肉，三针脉，四针筋，五针骨，六针调阴阳，七针益精，八针除风，九针通九窍，除三百六十五节气。此之谓各有所主也。人心意应八风，人气应天，人发齿耳目五声，应五音六律，人阴阳脉血气应地，人肝目应之九。

【白话译文】

黄帝说道：我听说九针针刺时，是与天地、四时、阴阳相互对应的，很想听您讲讲其中的道理，以使之流传于后世，作为治疗疾病的法则。

岐伯回答：第一为天，第二为地，第三为人，第四为四时，第五为五音，第六为六律，第七为七星，第八为八风，第九为九野。人身体各部分都是与此相对应的，每一种针具都有特定的形状和特定的适应症，因而叫作"九针"。人的皮肤与天相对应，人的肌肉与地相对应，人的脉搏与人相对应，人的筋与四时相对应，人的发声与自然界五音相对应，人的脏腑

读书笔记

阴阳之气与六律相对应，人的面部七窍和牙齿的分布与天上的七星排列相对应，人身之气的运行与天地间的八风相对应，人的九窍及三百六十五络脉与大地上九野的分布相对应。所以在九针中，第一种针用来针刺皮肤的病变，第二种针用来针刺肌肉的病变，第三种针用来针刺络脉的病变，第四种针用来针刺筋的病变，第五种针用来针刺骨的病变，第六种针用来针刺脏腑经脉阴阳失调的病变，第七种针用以补益精气，第八种针用以祛除风邪，第九种针用以疏通九窍，清除三百六十五个骨节之间的邪气。这就是九针各有的功能和用途。人的思想意识变化多样，与自然界飘浮不定的八风相对应，人体之正气与天相对应，人体的牙齿、头发、耳目、声音与自然界五音、六律相对应，人的阴阳血气的运行与地相对应，人的肝脏之气通于目，与九数相对应。

九针与疾病的对应

九针	名称	对应关系	功用
第一针	镵针	天	刺皮肤病
第二针	员针	地	刺肌肉病
第三针	锓针	人	刺络脉病
第四针	锋针	四时	刺筋病
第五针	铍针	五音	刺骨病
第六针	员利针	六律	刺脏腑病
第七针	毫针	七星	补益精气
第八针	长针	八风	祛除风邪
第九针	大针	九野	疏通九窍

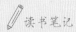
读书笔记

长刺节论篇 第五十五

名家 带你读

本篇论述了寒热病、麻风等疾病的表现、针刺原则与方法，具体讨论了针刺的部位、深浅、次数、疗程的长短及针刺后的身体反应等问题。

阴刺，入一傍四处，治寒热深专者，刺大脏，迫脏刺背，背俞也。刺之迫脏，脏会，腹中寒热去而止。与刺之要，发针而浅出血。

入一傍四处：指中间正直针刺一次，左右斜刺四次。

浅出血：指微出血。

【白话译文】

刺阴刺的方法是刺一针，再在其上、下、左、右四边各斜刺一针，这种针刺方法可用以治疗寒热病。若寒热邪气向体内深入专攻内脏，当刺五脏的募穴，邪气迫近至五脏，就应当针刺背部的五脏腧穴。邪气侵进五脏而针刺背部的理由是背部是内脏之气的会聚之所，针刺背部的五脏腧穴可清除迫近五脏的邪气，直到腹中的寒热之邪消除为止。针刺的要点是出针时针孔稍微出点血，让邪气随血流出为好。

读书笔记

寒热病的阴刺手法

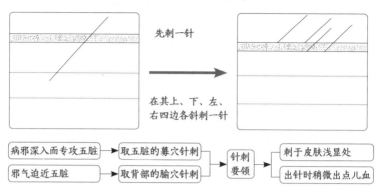

先刺一针

在其上、下、左、右四边各斜刺一针

		针刺要领	
病邪深入而专攻五脏 → 取五脏的募穴针刺			→ 刺于皮肤浅显处
邪气迫近五脏 → 取背部的腧穴针刺			→ 出针时稍微出点儿血

诸阳脉：指手足太阳、少阳、阳明经脉。

刺之虚脉：用针刺泻法，排除阳脉中的邪气。

病在诸阳脉，且寒且热，诸分且寒且热，名曰狂。刺之虚脉，视分尽热病已止。

病初发岁一发，不治月一发，不治月四五发，名曰癫病。刺诸分诸脉。其无寒者，以针调之，病已止。

病风且寒且热，炅汗出，一日数过，先刺诸分理络脉，汗出且寒且热，三日一刺，百日而已。

【白话译文】

病变发生在人体各个阳经内，全身就会有时寒时热的感觉，大小肌肉也出现时寒时热之症状，此病名叫"狂病"。针刺治疗时应用泻法以泻其病邪。仔细观察，若患者大小肌肉之间有发热感时，就表明病即将痊愈，应停止针刺。

有一种病在刚产生时，每一年会发作一次，若不及时进行治疗，就将发展为每个月发作一次，若此时仍未进行治疗，就将进一步发展为每个月发作四到五

读书笔记

次，这种病名叫"癫病"。治疗时，应针刺人体大、小分肉和全身各个经脉上的穴位。倘若身体没有出现寒冷感，就应当用针刺调补其气血，直到病痊愈时方停止针刺。

风邪之气侵入人体而引发的疾病，表现为身体时而感到寒冷时而感到发热，感到发热时浑身出汗，在一天之内可发作数次。治疗时，应先针刺分肉间和皮肤上的络脉，若仍然汗出不止，且伴有时寒时热的症状，应该三天针刺一次，一百天疾病就可痊愈。

病 大风，骨节重，须眉堕，名曰大风，刺肌肉为故，汗出百日，刺骨髓，汗出百日，凡二百日，须眉生而止针。

大风：今指麻风病。

刺肌肉为故：以针刺肌肉为原则。

【白话译文】

若是大风侵入人体而造成骨节沉重，胡子眉毛脱落，这种病名叫"麻风"。治疗时，应以针刺肌肉使患者出汗为主，连续治疗一百天后，再针刺其骨髓使患者出汗，连续治疗百日。一共治疗二百天，待胡子和眉毛重新生长出来时，即停止针刺。

读书笔记

皮部论篇 第五十六

名家 带你读

本篇主要论述了阳明经在皮肤表面的分属部位，以及皮肤络脉的色泽改变所反映的脏腑经络病变；分析了病邪由表入里的次序和途径，强调了早期治疗的意义。

上下同法：上指手阳明大肠经，下指足阳明胃经，代表六经的手足。

浮络：指浅表的络脉。

🍃 阳明之阳，名曰害蜚，上下同法，视其部中有浮络者，皆阳明之络也。其色多青则痛，多黑则痹，黄赤则热，多白则寒，五色皆见，则寒热也。络盛则入客于经。阳主外，阴主内。

📝 读书笔记

【白话译文】

阳明经上的阳络，叫做"害蜚"，手阳明经和足阳明经的视诊方法是一样的，即观察它们在皮肤上所属的分部，浮现在体表的小血脉，都是阳明经的络脉。若这些小血脉的颜色大多都是青色，则为痛证；若黑色占多数，则为痹证；若小血脉的颜色为黄红色，则为热证；若白色占多数，则为寒证；假若青、黑、黄、红和白色五种颜色一起出现，则为寒热错杂的病证。若体表络脉中的邪气盛满了，就会向体内侵犯至其所属的经脉，因为络脉属阳，居于人体外部；经脉属阴，居人体的内部。

是故百病之始生也，必先于皮毛。邪中之，则腠理开，开则入客于络脉，留而不去，传入于经，留而不去，传入于腑，禀于肠胃。邪之始入于皮也，泝然起毫毛，开腠理；其入于络也，则络脉盛色变；其入客于经也，则感虚乃陷下；其留于筋骨之间，寒多则筋挛骨痛，热多则筋弛骨消，肉烁䐃（jiǒng）破，毛直而败。

禀：聚集的意思。

感虚乃陷下：邪气客于经脉，由于经脉之气虚，所以使邪气内陷。

【白话译文】

所以说，诸多疾病的产生，必定是先从人体皮肤和须发开始的，病邪侵犯了人体皮毛后，会使肌肤腠理张开，肌肤腠理一张开，病邪就趁机侵入人体体表的络脉，病邪气内留于络脉而不去，进一步侵入体内的经脉；病邪气内留于经脉而不去，便会将邪气内传于脏腑，将病邪积留于肠胃中。在病邪刚刚伤及皮肤时，就会出现寒冷战栗、须发竖起、腠理开泄的症状；当病邪侵入络脉时，则会出现络脉中邪气盛满、颜色改变的症状；当病邪侵入经脉时，表现为经脉之气空虚，导致邪气内陷。当病邪滞留于人体筋骨之间时，若寒气充盛，便会产生筋脉痉挛拘急、骨骼疼痛的症状；若热气充盛，就会出现筋弛缓、骨消减、肌肉消瘦破裂、皮毛枯槁败落的症状。

读书笔记

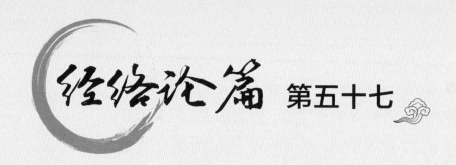

经络论篇 第五十七

本篇论述了经脉和络脉的常色和病色，并说明了络脉色泽发生变化的原因，讨论了如何根据经络的色泽变化来诊断脏腑的病变情况。

见：同"现"，呈现。

🌀 **黄帝问曰：夫络脉之见（xiàn）也，其五色各异，青黄赤白黑不同，其故何也？**

岐伯对曰：经有常色，而络无常变也。

帝曰：经之常色何如？

岐伯曰：心赤、肺白、肝青、脾黄、肾黑，皆亦应其经脉之色也。

【白话译文】

黄帝问道：人体络脉所浮现于体表的五种颜色各不相同，有青色、黄色、赤色、白色、黑色，这是什么原因呢？

岐伯回答：人体经脉的颜色是固定不变的，而络脉的颜色却不固定，经常发生变化。

黄帝问道：那么人体经脉的固定颜色各是什么呢？

岐伯回答：心为赤色，肺为白色，肝为青色，脾为

读书笔记

黄色，肾为黑色，这些颜色都分别与其所属人体经脉的颜色相对应。

经脉的颜色

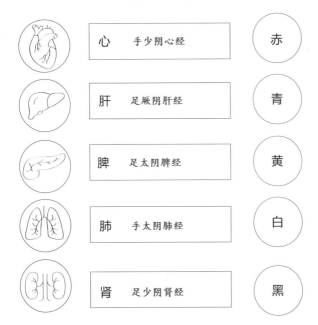

心　手少阴心经		赤
肝　足厥阴肝经		青
脾　足太阴脾经		黄
肺　手太阴肺经		白
肾　足少阴肾经		黑

❧ 帝曰：<u>络之阴阳，亦应其经乎？</u>

岐伯曰：阴络之色应其经，阳络之色变无常，随四时而行也。寒多则凝泣（sè），凝泣则青黑，热多则淖泽，淖泽则黄赤。此皆常色，谓之无病。五色<u>具</u>见者，谓之寒热。

【白话译文】

黄帝问道：阴络和阳络的颜色也与经脉的颜色相对应吗？

络之阴阳：即阴络、阳络。深在的络脉为阴络，浅在的络脉为阳络。

泣：同"涩"。

具：尽，完全。

岐伯回答：阴络的颜色与经脉的颜色相对应，而阳络的颜色却变化无常，是随着四时阴阳的推移而发生变化的。寒气充盛的时候，人体络脉中的血气运行滞涩，络脉就表现为青黑色；热气充盛的时候，人体络脉中的血气运行滑利，络脉就表现为黄赤色，这都是正常的颜色变化规律。若五色均显露于体表，就是患有寒热病的症状。

络脉诊病

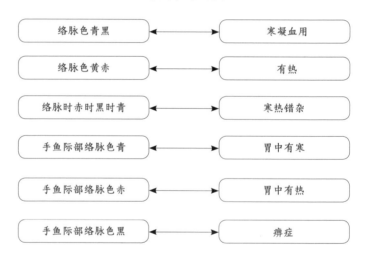

络脉色青黑	寒凝血用
络脉色黄赤	有热
络脉时赤时黑时青	寒热错杂
手鱼际部络脉色青	胃中有寒
手鱼际部络脉色赤	胃中有热
手鱼际部络脉色黑	痹症

读书笔记

气穴论篇 第五十八

本篇主要阐述了谿谷的概念及与气穴的关系，指出了发病时的针刺治疗方法。

岐伯曰：肉之大会为谷，肉之小会为谿，肉分之间，谿谷之会，以行荣卫，以会大气。邪溢气壅，脉热肉败，荣卫不行，必将为脓，内销骨髓，外破大䐃，留于节凑，必将为败。积寒留舍，荣卫不居，卷肉缩筋，肋肘不得伸，内为骨痹，外为不仁，命曰不足，大寒留于谿谷也。谿谷三百六十五穴会，亦应一岁。其小痹淫溢，循脉往来，微针所及，与法相同。

大气：指宗气。

节凑：指关节。

小痹：指邪在孙络，尚未入里的痹症。

【白话译文】

岐伯说：人体肌肉大的会合之处叫做"谷"，肌肉小的会合之处叫做"谿"。人体的分肉之间就是肌肉的会合之处，既是营卫之气通行之道，会合字气。若邪气在分肉之间满溢，导致营卫之气壅滞，久郁化热，肌肉腐烂败坏。营气和卫气运行不畅，最终也会

读书笔记

形成痈脓，向内深入侵蚀骨髓，向外蔓延使肌肉破溃。若邪气久留于关节肌腠，必将造成筋骨败坏等更严重的病变。假若寒邪久留于人体而不去，则使营气和卫气不能正常运行，造成肌肉筋脉蜷缩，四肢和肋部不能伸展，于是在身体内部形成骨痹，在身体外部表现为肌肉麻痹无知觉。这是由于阳气不足，寒邪之气久居于谿谷所造成的。谿谷与三百六十五穴相会，也与一年三百六十五天相对应。如果是小的寒邪久积所造成的小痹，邪气随脉气运行往来不定，可用微针进行治疗，与一般的针刺方法相同。

谿和谷

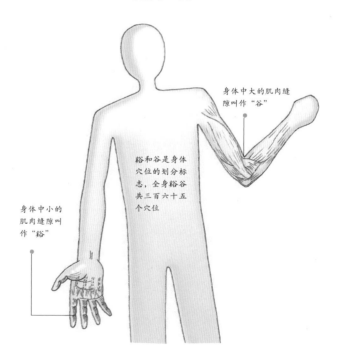

身体中大的肌肉缝隙叫作"谷"

谿和谷是身体穴位的划分标志，全身谿谷共三百六十五个穴位

身体中小的肌肉缝隙叫作"谿"

气府论篇 第五十九

名家 带你读

本篇主要介绍了手阳明经、督脉两条经脉的穴位数目、大体分布位置，并介绍了其中一些主要穴位。

手阳明脉气所发者，二十二穴：鼻空外廉项上，各二，大迎骨空各一，**柱骨之会**各一，**髃骨之会**各一，肘以下至手大指次指本各六俞。

【白话译文】

手阳明经脉之气通达、灌注于二十二个穴位当中。鼻孔外侧的迎香穴左右各一穴。颈项外侧的扶突穴左右各一穴。大迎穴在颔骨空间，左右各一穴。颈项与肩交会处的天鼎穴，左右各一穴。肩与臂交会处的肩髃穴，左右各一穴。从肘关节以下到手大指侧的次指间共有六个穴位，每个穴位左右各一穴，共计十二个穴位。

督脉气所发者，二十八穴：**项中央二**，发际后中八，**面中三**，大椎以下至尻尾及旁十五穴，至骶下凡二十一节，脊椎法也。

柱骨之会：柱骨，即脊椎骨。柱骨之会指颈项与肩交会处，指左右两侧的天鼎穴。

髃骨之会：指左右两侧的肩髃穴。

项中央二：指风府、哑门二穴。

面中三：指面部中央，从鼻至唇的素髎、水沟、兑端三穴。

【白话译文】

督脉之脉气通达、灌注于二十八个穴位当中。后项中央有两个穴位。从前发际至后项共有八个穴位。面部正中鼻至唇共有三个穴位。从大椎向下至尾骨及旁线上共有十五个穴位，从大椎到尾骶骨共有二十一个骨节，这是计算脊椎骨以确定穴位数目的方法。

督脉

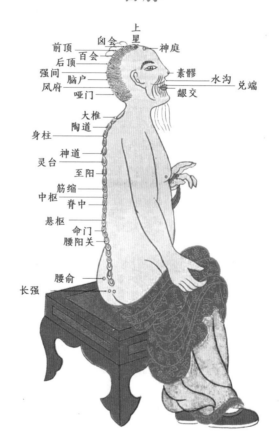

骨空论篇 第六十

名家 带你读

本篇论述了风邪致病的病症及治疗；人体主要经脉的循行路线及三经之病常见的症状；膝关节发生病变时的表现与治疗。

大风颈项痛，刺风府，风府在 上椎 。**大风汗出，灸谚嘻（yī xī），谚嘻在背下侠脊傍三寸所，** 厌 **（yā）之令病人呼谚嘻，谚嘻应手。**

上椎：椎骨第一节的上面。

谚嘻：穴名，在第六椎下两旁距脊各三寸，属足太阳经。

厌：用手指按捺。

【白话译文】

如果感受了严重的风邪，出现了颈项疼痛的证候，也应当针刺大椎穴的上方入后发际一寸处的风府穴。若感受了较重的风邪，表现为汗出的症状，治疗时可灸背后夹脊第六椎旁三寸处的噫嘻穴。医生以手指按住患者的噫嘻穴，让其感到疼痛发出噫嘻之声，此刻医生的指下会有搏动的感觉。

蹇（jiǎn）膝伸不屈，治其楗。坐而膝痛，治其机。立而骨解，治其骸关。膝痛，痛及拇指，

蹇：跛足，行走困难。

楗：股骨，此指足阳明的髀关穴。

腘: 指膝弯处。

淫泺胫酸: 膝胫
部酸痛无力。

治其腘（guó）。坐而膝痛如物隐者，治其关。膝痛不可屈伸，治其背内。连骺若折，治阳明中俞髎。若别，治巨阳少阴荥，淫泺（luò）胫酸，不能久立，治少阳之维，在外踝上五寸。辅骨上，横骨下为楗，侠髋为机，膝解为骸关，侠膝之骨为连骸，骸下为辅，辅上为腘，腘上为关，头横骨为枕。

【白话译文】

有行走困难，出现膝关节能伸直但不能弯曲症状的患者，可针刺大腿上的足阳明经的穴位进行治疗；当患者坐下时膝关节有疼痛感时，可针刺臀部的环跳穴进行治疗；对于站立时，全身骨节软弱无力如散架似的患者，可针刺膝关节附近的穴位进行治疗；对于膝关节疼痛且牵引到踇趾也痛的患者，可针刺膝弯处的委中穴进行治疗；患者在坐下时感到膝关节发疼，好像有什么东西塞在关节中一样，可针刺承扶穴进行治疗；患者膝部疼痛且不能屈伸时，可针刺足太阳经的腧穴进行治疗；若膝部的疼痛向下牵连小腿，如折断一样，可针刺足阳明经的穴位进行治疗；若膝痛仿佛膝与腿胫骨分离了似的，可针刺足太阳经的荥穴通谷、足少阴经的荥穴然谷进行治疗；若患者膝部、胫部酸软无力，不能久站，可针刺足外踝上五寸的少阳络脉的光明穴进行治疗。人体膝部两侧的辅骨以上，

读书笔记

横骨以下称为"楗";侠髋关节相连之处称为"机";膝关节间的骨缝称为"骸关";夹着膝关节两旁的高骨称为"连骸";连骸之下方为"辅骨";辅骨之上方为"腘";腘之上方称为"关";头后项的横骨称为"枕骨"。

大腿的结构

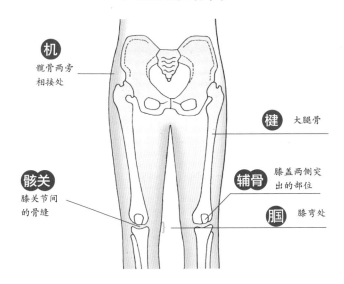

机
髋骨两旁
相接处

楗　大腿骨

骸关
膝关节间
的骨缝

辅骨　膝盖两侧突
出的部位

腘　膝弯处

读书笔记

水热穴论篇 第六十一

本篇论述了水肿病的病因、症状。

胕肿：胕，同肤。
胕肿，指全身及
肤浮肿。

牝脏：指阴性的
脏器。

读书笔记

　　岐伯曰：肾者，胃之关也。关门不利，故聚水而从其类也。上下溢于皮肤，故为胕（fū）肿。胕肿者，聚水而生病也。

　　帝曰：诸水皆生于肾乎？

　　岐伯曰：肾者牝（pìn）脏也，地气上者，属于肾，而生水液也。故曰：至阴。勇而劳甚，则肾汗出，肾汗出逢于风，内不得入于脏腑，外不得越于皮肤，客于玄府，行于皮里，传为胕肿，本之于肾，名曰风水。所谓玄府者，汗空也。

【白话译文】

　　岐伯说：肾脏主管前后二阴，因而肾脏是胃中水谷精气和糟粕废物出行的关口。如果肾脏功能失调，则体内水气必然积蓄，滞留太多必使水液上下泛溢于皮肤之间，形成水肿病。水肿病的形成就是因为体内水液滞留而引起病变的。

黄帝问道：所有的水肿病都是产生于肾脏功能的失调吗？

岐伯回答：肾脏属阴，与升腾的地气相连，并化生成水液，所以称肾脏为至阴。如果有人自恃强悍，过度劳累以致损伤了肾气，汗液从阴分深处流出，其名为"肾汗"，当汗流出时，又遇有风寒的侵袭，于是汗液向内不能回归于脏腑之中，向外不能排泄于皮肤之外，就会侵袭玄府，渗透至肌肤腠理之间，而形成水肿病。这种病是由肾的病变所导致的，继而又感染风邪所成，所以病名为"风水"。上面所说的"玄府"，即指汗孔。

过度劳累会引起水肿病

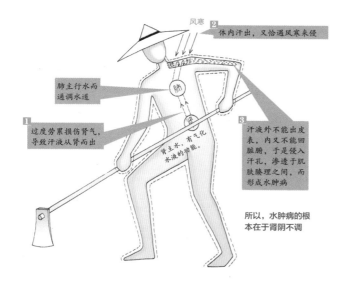

风寒

2 体内汗出，又恰遇风寒来侵

肺主行水而通调水道

1 过度劳累损伤肾气，导致汗液从肾而出

肾主水，有气化水液的功能。

3 汗液外不能出皮表，内又不能回脏腑，于是侵入汗孔，渗透于肌肤腠理之间，而形成水肿病

所以，水肿病的根本在于肾阴不调

读书笔记

调经论篇 第六十二

名家 带你读

本篇论述了虚实病症的针刺补泻之法。

气盛乃内针：邪
气盛时进针。

如：而。

外门：针孔。

🌀 **岐伯曰：**泻实者气盛乃内针，针与气俱内，以开其门，如利其户。针与气俱出，精气不伤，邪气乃下。外门不闭，以出其疾。摇大其道，如利其路，是谓大泻。必切而出，大气乃屈。

【白话译文】

岐伯说：用泻法治疗实证的方法是当患者正在吸气时进针，针与气一起进入体内，并开大针孔，从而打开邪气外出的门户。当患者在呼气时出针，使邪气随同针一起泄出，如此，精气就不会受到损伤，邪气也会泄出于体外。出针后不要立即闭塞针孔，以便邪气尽快外泄，也可摇大针孔，使邪气外出的道路更加畅通。出针时动作要快，这样亢盛的邪气才能衰退。

持针勿置：拿针
不立即刺入。

气出针入：在呼
气时将针刺入。

🌀 **岐伯曰：**持针勿置，以定其意。候呼内针，气出针入。针空四塞，精无从去。方实而疾出针，气入针出，热不得还。闭塞其门，邪气布散，精气乃得存。动气候时，近气不失，远气乃来，是谓追之。

追之：针刺中的补法。

【白话译文】

岐伯说：用补法治疗虚性病证的方法是医生手持针具，不要马上刺入，应先安定患者的神志。当患者呼气时进针，针随气的呼出而刺入体内，这样进针，针孔四周密闭不留空隙，正气无法外泄。当正气来到针下有充实感时迅速出针，但必须在患者吸气时出针，随着吸气而拔出针，并按闭针孔。如此就可使邪气散去，保存精气。针刺后必须耐心等待，使已到之气不散失，还未到之气才能到来，这样就称为补法。

虚实证的针刺补泻之法

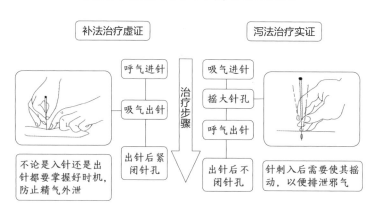

补法治疗虚证　　　　　泻法治疗实证

呼气进针　　吸气进针
吸气出针　　摇大针孔
　　　　　　呼气出针

治疗步骤

不论是入针还是出针都要掌握好时机，防止精气外泄

出针后紧闭针孔

出针后不闭针孔

针刺入后需要使其摇动，以便排泄邪气

读书笔记

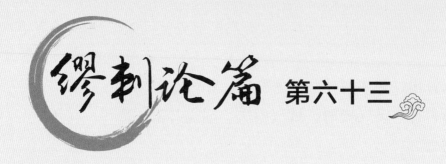

缪刺论篇 第六十三

名家 带你读

本篇分析了缪刺的含义、原理，以及缪刺与巨刺的异同点。

巨刺：也是左病
取右，右病取左
的一种针刺方法，
但直刺经脉，较
缪刺的部位深。

缪处：不同的部位。

🖊读书笔记

🌀 帝曰：愿闻缪刺，以左取右，以右取左，奈何？其与巨刺何以别之？

岐伯曰：邪客于经，左盛则右病，右盛则左病，亦有移易者，左痛未已，而右脉先病，如此者，必巨刺之，必中其经，非络脉也。故络病者，其痛与经脉缪处，故命曰缪刺。

【白话译文】

黄帝问道：我很想听您讲讲缪刺法为什么要左病刺右，右病刺左，它与巨刺法又有什么区别呢？

岐伯回答：邪气侵入人体经脉，左侧的邪气亢盛，则影响右边的经脉；右侧的邪气亢盛，则影响左边的经脉，但也有左右互相转移的，如左侧疼痛还未治好而右侧的脉象又出现了病变。诸如此类的情况，必须采用巨刺法，在针刺时必须刺到经脉，而不是刺到络脉。邪气侵入络脉而发生的病变，其疼痛部位与经脉病变所引起疼痛的部位不一致，所以对络脉病变的治疗，应采用缪刺法。

缪刺和巨刺

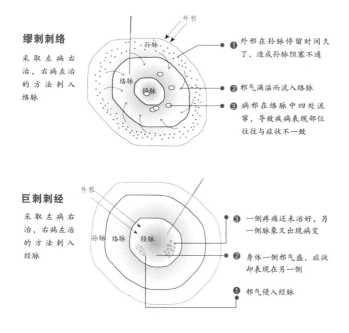

缪刺刺络

采取左病右治，右病左治的方法刺入络脉

❶ 外邪在孙脉停留时间久了，造成孙脉阻塞不通

❷ 邪气满溢而流入络脉

❸ 病邪在络脉中四处流窜，导致疾病表现部位往往与症状不一致

巨刺刺经

采取左病右治，右病左治的方法刺入经脉

❸ 一侧疼痛还未治好，另一侧脉象又出现病变

❷ 身体一侧邪气盛，症状却表现在另一侧

❶ 邪气侵入经脉

读书笔记

四时刺逆从论篇 第六十四

名家 带你读

本篇论述了针刺致病顺应四时变化规律的道理，并说明了逆四时而刺产生的后果。

环逆：指不能按照正常规律循环。

精气不转：精气不会出现转逆。

岐伯曰：春刺络脉，血气外溢，令人少气；春刺肌肉，血气环逆，令人上气；春刺筋骨，血气内著，令人腹胀。夏刺经脉，血气乃竭，令人解㑊；夏刺肌肉，血气内却，令人善恐；夏刺筋骨，血气上逆，令人善怒。秋刺经脉，血气上逆，令人善忘；秋刺络脉，气不外行，令人卧不欲动；秋刺筋骨，血气内散，令人寒栗。冬刺经脉，血气皆脱，令人目不明；冬刺络脉，内气外泄，留为大痹；冬刺肌肉，阳气竭绝，令人善忘。凡此四时刺者，大逆之病，不可不从也，反之，则生乱气相淫病焉。故刺不知四时之经，病之所生，以从为逆，正气内乱，与精相薄，必审九候，正气不乱，精气不转。

读书笔记

【白话译文】

岐伯说：在春季，如果误刺了络脉，络脉受伤，人体的血气向外散溢，就会使人出现少气的症状；如果误刺了肌肉，就会使人体血气的循环运行发生逆乱，患者会出现气喘的症状；如果误刺了筋和骨，就会使血气停留在体内而不通畅，患者会出现腹胀的症状。在夏季，如果误刺了经脉，就会损伤人体的血气，使气血衰竭，患者会出现倦怠无力的症状；如果误刺了肌肉，就会使人体的血气阻闭于内，患者会出现恐惧的症状；如果误刺了筋和骨，就会使人体的血气运行逆乱而逆行于上，患者会出现易怒的症状。在秋季，如果误刺了经脉，也会使人体血气逆乱而逆行于上，患者会出现健忘的症状；如果误刺了络脉，使阳气不能运行于体表，患者就会出现嗜睡而不想活动的症状；如果误刺了筋和骨，就会使人体内部的血气受到损伤耗散，患者会出现恶寒战栗的症状。在冬季，如果误刺了经脉，就会使人的血气受到损伤而虚弱，不能向上运行滋养双眼，患者会出现看不清东西的症状；如果误刺了络脉，就会使人体的血气外泄，内脏空虚，外邪趁机而入，诱发严重的痹病；如果误刺了肌肉，就会使人体阳气衰竭，患者会出现健忘的症状。以上所说的都是违背了四时之中人体经气的变化规律进行针刺，因而使人的血气严重紊乱而诱发各种疾病。所以在针刺时，必须遵从四时之气的变化规律，否则就

读书笔记

会产生乱气，邪气便与精气相结聚，并使病变不断演化，诱发更多的疾病。所以说，诊断时必须仔细地审察九候的脉象变化，给予适当的治疗，才能使正气运行不被扰乱，人体精气就不会出现逆转。

四季逆从针刺

春

❶ 误刺络脉：血气外溢，少气
❷ 误刺肌肉：血气紊乱，气喘
❸ 误刺筋骨：血气不畅，腹胀

夏

❹ 误刺经脉：气血衰竭，倦怠无力
❺ 误刺肌肉：血气阻闭，恐惧
❻ 误刺筋骨：血气逆上，易怒

秋

❼ 误刺经脉：血气逆上，健忘
❽ 误刺络脉：阳气受阻不能至体表，嗜睡
❾ 误刺筋骨：血气紊乱，恶寒战栗

冬

❿ 误刺经脉：血气虚弱不能上行，视物不清
⓫ 误刺络脉：血气外泄，外邪入侵，严重痹病
⓬ 误刺肌肉：阳气衰竭，健忘

标本病传论篇 第六十五

本篇主要介绍了疾病在脏腑传变时的一般规律、表现，以及判断生死的方法。

夫病传者，心病先心痛，一日而咳，三日胁支痛，五日闭塞不通，身痛体重，三日不已死。冬夜半，夏日中。

肺病喘咳，三日而胁支满痛，一日身重体痛，五日而胀，十日不已死。冬日入，夏日出。

肝病头目眩胁支满，三日体重身痛，五日而胀，三日腰脊少腹痛胫酸，三日不已死。冬日入，夏早食。

> 病传：疾病的传变。

【白话译文】

疾病的传变问题是心病先出现心痛，大约一天的时间病会传到肺，出现咳嗽的症状；三天左右的时间病会传到肝，出现胁肋部胀痛的症状；大约五天的时间病会传到脾，出现大便不通利的症状，此时身体沉重且有疼痛感；再过三天如果病仍未愈，就有死亡的危险，冬天多死于半夜，夏天多死于中午时分。

读书笔记

　　人体出现肺病，其表现为喘息、咳嗽，大约三天的时间病会传到肝，出现胁肋胀满疼痛的症状；一天左右的时间病会传到脾，出现身体沉重且疼痛的症状；大约五天的时间病会传到胃，出现腹胀的症状；再过十天如果病仍未愈，就有死亡的危险，冬天多死于日落时，夏天多死于日出时。

　　人体出现肝病，其表现为头晕目眩、胸肋胀满，大约三天的时间病会传到脾，出现身体沉重且疼痛的症状；五天左右的时间病会传到胃，出现腹部胀满的症状；大约三天的时间病会传到肾，出现腰脊和小腹疼痛、小腿肌肉发酸的症状；再过三天如果病仍未愈，就有死亡的危险，冬天多死于日落时，夏天多死于吃早餐时。

疾病在脏腑的传变规律

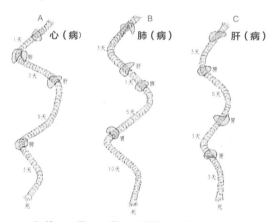

天元纪大论篇 第六十六

名家 带你读

本篇主要论述了五运演变的一般规律。

黄帝问曰：天有五行御五位，以生寒暑燥湿风。人有五脏化五气，以生喜怒思忧恐。论言五运相袭，而皆治之，终朞之日，周而复始，余已知之矣。愿闻其与三阴三阳之候奈何合之？

鬼臾区稽首再拜对曰：昭乎哉问也。夫五运阴阳者，天地之道也，万物之纲纪，变化之父母，生杀之本始，神明之府也，可不通乎。故物生谓之化，物极谓之变；阴阳不测谓之神；神用无方，谓之圣。夫变化之为用也，在天为玄，在人为道，在地为化，化生五味，道生智，玄生神。神在天为风，在地为木；在天为热，在地为火；在天为湿，在地为土；在天为燥，在地为金；在天为寒，在地为水。故在天为气，在地成形，形气相感，

御五位：主，统属。五位，指东、南、中央、西、北五方。

鬼臾区：人名，黄帝的大臣。

玄：幽远，又指道理微妙。

读书笔记

而化生万物矣。然天地者，万物之上下也。左右者，阴阳之道路也。水火者，阴阳之征兆也。金木者，生长之终始也。气有多少，形有盛衰，上下相召而损益彰矣。

【白话译文】

黄帝问道：天有木、金、火、水、土五行，它们分别主管着东、西、南、北、中五个方位，因而产生了寒、暑、燥、湿、风等五时之气。人有心、肝、脾、肺、肾五脏，它们化生为五脏之气，从而产生了喜、怒、思、忧、恐等情感活动。《六节藏象论》中曾说过，五运之气递相承袭，分别主管着一定的时令，一年为一个周期，一年过去又重新开始，这些内容，我已经知道了，还想听您讲讲五运与三阴、三阳的结合是怎样的。

鬼臾区叩头连拜了两次后回答说：您问得真高明啊！五运的运转和阴阳的对立统一是天地间的普遍规律，是一切事物的根本法则，是事物变化的起源，是事物生杀的根本，是事物发生神奇变化的发源地，怎么能不掌握这些道理呢？所以，把万物的发生、成长称为"化"，把事物生长，发展到极点称为"变"，把阴阳变化不可猜测称为"神"，把灵活运用神的作用而不拘一格称为"圣"。自然界阴阳变化的作用，在上天表现为玄远，在人体表现为道化，在大地表现为造化，造化产生五味，规律产生才智，玄远产生神明。神明在天成为风，在地

成为木；在天成为热，在地成为火；在天成为湿，在地
成为土；在天成为燥，在地成为金；在天成为寒，在地
成为水。总的说来，在天为风、热、湿、燥、寒无形的
五气，在地则成为木、火、土、金、水有形的五行。气
与行相互感应，便产生了世间万物。这样看来，天地是
自然万物的生存空间，左右是阴阳升降的道路，水、火
是阴阳的征象，金、木是万物产生和终结的时限。气有
多有少，行有盛有衰，气与行上下感召，就会显现出不
足和有余的种种迹象。

读书笔记

五运行大论篇 第六十七

本篇介绍了六气的运行次序及上下、左右的概念。

🌀 帝曰：善。论言天地者，万物之上下，左右者，阴阳之道路，未知其所谓也。

岐伯曰：所谓上下者，岁上下见阴阳之所在也。左右者，诸上见厥阴，左少阴右太阳；见少阴，左太阴右厥阴；见太阴，左少阳右少阴；见少阳，左阳明右太阴；见阳明，左太阳右少阳；见太阳，左厥阴右阳明；所谓面北而命其位，言其见也。

帝曰：何谓下？

岐伯曰：厥阴在上则少阳在下，左阳明右太阴；少阴在上则阳明在下，左太阳右少阳；太阴在上则太阳在下，左厥阴右阳明；少阳在上则厥阴在下，左少阴右太阳；阳明在上则少阴在下，左太阴右厥阴；太阳在上则太阴在下，左少阳右少阴；所谓面南而命其位，言其见也。上下相遘

上下，左右：上，指司天。下，指在泉。左右，指司天、在泉之左右，即左右间气。

阴阳之所在：诸上：指司天。阴阳之所在指三阴三阳之所在。

上下相遘：上，指客气。下，指主气。遘，遇的意思。上下相遘，指客主加临。

（gòu），寒暑相临，气相得则和，不相得则病。

【白话译文】

黄帝问道：好。《天元纪大论》篇说，天地是万物上下，左右是阴阳运行的道路，我不理解这是什么意思。

岐伯回答：所说的上下，是指某年司天之气与其在泉位置上的阴阳之气；所说的左右，是指司天的左右间气。司天的位置见到厥阴时，左间气为少阴，右间气为太阳；司天的位置见到少阴时，左间气为太阴，右间气为厥阴；司天的位置见到太阴时，左间气为少阳，右间气为少阴；司天的位置见到少阳时，左间气为阳明，右间气为太阴；司天的位置见到阳明时，左间气为太阳，右间气为少阳；司天的位置见到太阳时，左间气为厥阴，右间气为阳明。这里所说的左右是指面对北方而确定司天之气及左右间气的位置。

黄帝问道：下（在泉）指的是什么呢？

岐伯回答：厥阴在上司天，少阳就在泉，左间气为阳明，右间气为太阴；少阴在上司天，阳明就在泉，左间气为太阳，右间气为少阳；太阴在上司天，太阳就在泉，左间气为厥阴，右间气为阳明；少阳在上司天，厥阴就在泉，左间气为少阴，右间气为太阳；阳明在上司天，少阴就在泉，左间气为太阴，右间气为厥阴；太阳在上司天，太阴就在泉，左间气为少阳，右间气为少阴。这里所说的左右是指面对南方而确定在泉之气及左右间气的位置。上下之气相互交会，寒暑客气、主气相临，如果客气、主气相生，就和平无病；如果客气、主气相克，就会生病。

司天、在泉的阴阳相交规律

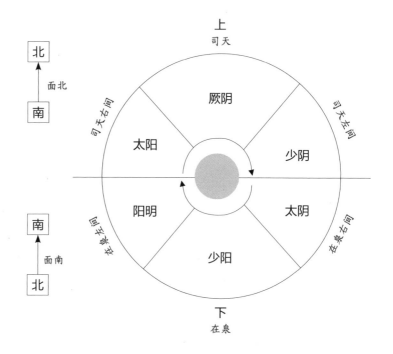

六微旨大论篇 第六十八

本篇主要论述了六气主时的地理位置。

岐伯曰：上下有位，左右有纪。故少阳之右，阳明治之；阳明之右，太阳治之；太阳之右，厥阴治之；厥阴之右，少阴治之；少阴之右，太阴治之；太阴之右，少阳治之；**此所谓气之标**，盖南面而待也。故曰：因天之序，盛衰之时，移光定位，正立而待之，此之谓也。少阳之上，火气治之，中见厥阴。阳明之上，燥气治之，中见太阴。太阳之上，寒气治之，中见少阴。厥阴之上，风气治之，中见少阳。少阴之上，热气治之，中见太阳。太阴之上，湿气治之，中见阳明。**所谓本也，本之下，中之见也，见之下，气之标也，本标不同，气应异象。

气之标：指三阴三阳为六气之称，六气为三阴三阳之本。

所谓本也：本，本气，这里指风、寒、暑、湿、燥、火六气。

【白话译文】

岐伯回答：六气司天、在泉都有一定的位置，左右间气的升降各有一定的规律。所以少阳的右边一步，属阳明所主管；阳明的右边一步，属太阳所主管；太阳的右边一步，属厥阴所主管；厥阴的右边一步，属少阴所主管；少阴的右边一步，属太阴所主管；太阴的右边一步，属少阳所主管。这是面对南方而确定的气的位置，就是所说的六气的标志，我们称之为"标"。所以说，六气依据时序的变化，产生了时令的盛衰变化，按照日光移影确定其方位，说的就是这个意思。

少阳的上方，属火气主管，中气是厥阴；阳明的上方，属燥气主管，中气是太阴；太阳的上方，属寒气主管，中气是少阴；厥阴的上方，属风气主管，中气是少阳；少阴的上方，属热气主管，中气是太阳；太阴的上方，属湿气主管，中气是阳明。这就是所说的三阴、三阳的本气，也就是六气。本气的下方为中气，又叫中见之气，中气的下方为六气的标。由于六气有本、标的不同，所以反映出来的疾病症状和脉象也都不一样。

六气的盛衰变化

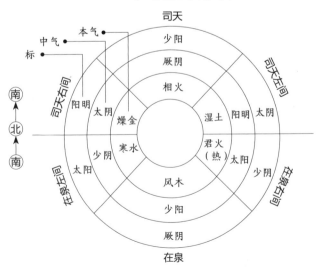

气交变大论篇 第六十九

本篇论述了五气的活动变化，其特性作用、职权等。

岐伯曰：东方生风，风生木，其德敷和，其化生荣，其政舒启，其令风，其变振发，其灾散落。南方生热，热生火，其德彰显，其化蕃茂，其政明曜，其令热，其变销铄，其灾燔（fán）炳（ruò）。中央生湿，湿生土，其德溽（rù）蒸，其化丰备，其政安静，其令湿，其变骤注，其灾霖溃。西方生燥，燥生金，其德清洁，其化紧敛，其政劲切，其令燥，其变肃杀，其灾苍陨。北方生寒，寒生水，其德凄沧，其化清谧，其政凝肃，其令寒，其变凛冽，其灾冰雪霜雹。是以察其动也，有德有化，有政有令，有变有灾，而物由之，而人应之也。

敷和：布散和气。

燔炳：焚烧。

溽蒸：湿热。

霖溃：久雨不止，土溃泥烂。

/ 读书笔记

【白话译文】

岐伯说：风气产生于东方，风能助长木类植物的生长。它的特性是布散柔和温暖之气，它的作用是使万物滋生繁茂，欣欣向荣，它的职权是使万物舒展松缓，它的表现为风气，它的异常变动是震撼摇动，它引起的灾害是使草木摇撼，四散飘落。热气产生于南方，热能生火。它的特性是彰显，它的作用是使万物繁荣茂盛，它的职权是光亮明耀，它的表现为热气，它的异常变动是灼热焚毁，它引起的灾害是大火焚烧而毁灭万物。湿气产生于中央，湿能助长土气。它的特性是蒸腾滋润，它的作用是使万物丰盛完备，它的职权是安静，它的表现是湿气，它的异常变动是暴雨骤然而降，它引起的灾害是久雨不止，河堤崩溃。燥气产生于西方，燥能助长金气。它的特性是清洁凉爽，它的作用是使万物紧缩收敛，它的职权是刚强锐急，它的表现是燥气，它的异常变动为肃杀万物，它引起的灾害是使万物干枯而凋零。寒气产生于北方，寒能助长水气，它的特性是寒冷凄凉，它的作用是使万物清冷安静，它的职权为凝固整肃，它的表现为寒气，它的异常变动为严寒凛冽，它引起的灾害为霜雪冰雹。所以考察五气的活动变化,有特性、作用、职权、表现、变动、灾害的不同，万物的生长变化与它们相应，同样，人体也与它们相对应。

五常致大论篇 第七十

本篇论述了五运平气、不及、太过时的标志和自然界所出现的现象；指出了地势高低对天地万物造成的影响和伤害。

黄帝问曰：太虚寥廓，五运回薄，盛衰不同，损益相从，愿闻平气，何如而名？何如而纪也？

岐伯对曰：昭乎哉问也；木曰敷和，火曰升明，土曰备化，金曰审平，水曰静顺。

帝曰：其不及奈何？

岐伯曰：木曰委和，火曰伏明，土曰卑监，金曰从革，水曰涸流。

帝曰：太过何谓？

岐伯曰：木曰发生，火曰赫曦，土曰敦阜，金曰坚成，水曰流衍。

五运回薄：指五运往返，运动不息。

纪：标志，辨别。

卑监：低下的意思。

读书笔记

【白话译文】

黄帝问道：太空广阔无垠，五运周流运转不息，由于其有太过和不及之别，所以人体也有损益盛衰的区别。

我很想听您谈谈五运中的平气是如何称呼的，它又有哪些标志和表现呢？

岐伯回答：您问得真高明啊！木运的平气，有敷布和气的作用，所以叫作"敷和"；火运的平气，有推动阳气上升且更明亮的作用，所以叫作"升明"；土运的平气，有广布生化的作用，所以叫作"备化"；金运的平气，有收敛清静的作用，所以叫作"审平"；水运的平气，有清静柔顺的作用，所以叫作"静顺"。这就是五运中平气的名称。

黄帝又问道：五运不及又是如何称呼的呢？

岐伯回答：木运不及，不能正常地敷布和气，所以叫作"委和"；火运不及，不能使阳气上升，所以叫作"伏明"；土运不及，土低凹而生化作用减弱，所以叫作"卑监"；金运不及，从顺革易而收敛坚硬的作用衰弱，所以叫作"从革"；水运不及，源流干涸而不通，所以叫作"涸流"。这就是五运不及的名称。

黄帝又问道：五运太过又是如何称呼的呢？

岐伯回答：木运太过，能宣发旺盛的生发之气，所以叫作"发生"；火运太过，炎热之气过盛，所以叫作"赫曦"；土运太过，化生之气过盛，土高而厚，所以叫作"敦阜"；金运太过，收敛之气过盛，众物成熟而坚硬，所以叫作"坚成"；水运太过，水气满溢而外流，所以叫作"流衍"。这是五运太过的名称。

五运平气、不及与太过的立名

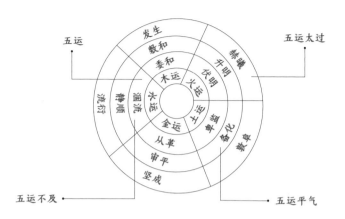

🌀 **岐伯曰：高者其气寿，下者其气夭，地之小大异也，小者小异，大者大异。故治病者，必明天道地理，阴阳更胜，气之先后，人之寿夭，生化之期，乃可以知人之形气矣。**

【白话译文】

岐伯说：生活在地势高的人多长寿，生活在地势低的人寿命较短。地势高低相差的程度不一样，对人们寿命影响的大小也不一样。地势高低相差小的，寿命长短的差别也小；地势高低相差大的，寿命长短的差别也大。因此作为治病医生，必须搞清楚自然规律、地理环境、阴阳的盛衰、六气的先后、人们寿命的长短及生化的时期等情况，才可以了解人的形体与阳气是否协调一致，从而判断疾病的性质，确定治疗的措施。

读书笔记

六元正纪大论篇 第七十一

本篇论述了六十纪年运气变化的规律，以及六气到来所致的万物的变化、人所发生的疾病和治法宜忌等。

辰戌之纪：以地支中辰和戌来标志的年份。

鸣紊启拆：指风木发出声音，地气开始萌动。

✎ 读书笔记

🍥 **帝曰：太阳之政奈何？**

岐伯曰：辰戌之纪也。太阳、太角、太阴、壬辰、壬戌其运风，其化鸣紊启拆；其变振拉摧拔；其病眩掉目瞑。太角（初正）、少徵、太宫、少商、太羽（终）。

【白话译文】

黄帝问道：运气情况在太阳司天的年份怎么样？

岐伯回答：这是以地支的辰、戌为标志的年份。在辰、戌年，司天的为太阳寒水，在泉的为太阴湿土。壬为天干中的阳干，在五行中属木，因此这两年木运太过，叫做"太角"。木运主风，正常的气候表现是微风吹拂万物鸣响，自然界万物萌芽；异常变化是暴风震撼，拔树折木。病变是头晕目眩，视物不明，抽搐震颤。客运以每年的中运作为初运，按五行太少相生的顺序分五步进行，逐年随中运变迁，十年为一个周期。起于太角，经少徵、太宫、少商，终于太羽，这就是辰、戌年的客运五步。在这两年，客运与主运相同，均以太角开始，以太羽结束。

太阳寒水司天的气运

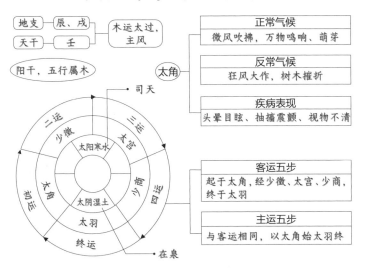

帝曰：愿闻同化何如？

岐伯曰：风温春化同，热曛昏火夏化同，胜复附同，燥清烟露秋化同，云雨昏暝埃长夏化同，寒气霜雪冰冬化同，此天地五运六气之化，更用盛衰之常也。

昏火：指闷热。

【白话译文】

黄帝问道：同化又是怎样的呢？

岐伯回答：五运、六气、四时、五行，它们相

互之间如果遇到性质相同的时候，就可以归为一类，
这就叫做"同化"。如春天的气化与风温相同，夏天
的气化与炎热沉闷相同，复气与胜气的同化也相同，
秋天的气化与干燥清凉的烟露之气相同，长夏的气化
与云雨尘埃昏蒙相同，冬季的气化与寒气霜雪冰雹相
同。这就是自然界五运六气的气化及相互为用的一般
规律。

气运的同化

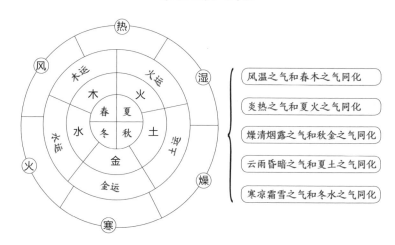

- 风温之气和春木之气同化
- 炎热之气和夏火之气同化
- 燥清烟露之气和秋金之气同化
- 云雨昏暗之气和夏土之气同化
- 寒凉霜雪之气和冬水之气同化

读书笔记

刺法论篇 第七十二（遗篇）

名家 带你读

本篇论述了针刺的应用，包括对六气郁结的预防和排除，司天、在泉之气失守所引发疾病的预防，刚柔失守对天运和人的影响。

黄帝问曰：升降不前，气交有变，即成暴郁，余已知之。何如预救生灵，可得却乎？

岐伯稽首再拜对曰：昭乎哉问！臣闻夫子言，既明天元，须穷刺法，可以折郁扶运，补弱全真，泻盛蠲余，令除斯苦。

帝曰：愿卒闻之。

岐伯曰：升之不前，即有期凶也。木欲升而天柱窒抑之，木欲发郁，亦须待时，当刺足厥阴之井。火欲升而天蓬窒抑之，火欲发郁，亦须待时，君火相火同刺包络之荣。土欲升而天冲窒抑之，土欲发郁，亦须待时，当刺足太阴之俞。金欲升而天英窒抑之，金欲发郁，亦须待时，当刺手太阴之经。水欲升而天芮窒抑之，水欲发郁，亦须待时，当刺足少阴之合。

暴郁：指气候反常，六气郁祝，使人致病。

读书笔记

【白话译文】

黄帝问道：六气升降不能正常运转，天地之气交合有变异，就成为暴烈的郁气，这个道理我已知道。为拯救生灵，怎么预防、除掉郁气？

岐伯再次叩拜回答：问得真清楚。我听老先生说，通晓了天地间六气变化的规律，还应该探求针刺的方法，这样才可以制伏邪气，挟持运气，补弱保真，泻其盛气，除去余邪，解除世人的病痛。

黄帝说：想详尽地听听。

岐伯说：正要上升的气运不能升，就有大凶。天柱金气抑制欲升的木气，木的郁气要发作，必须等到其当位时，可刺足厥阴的井穴大敦。天蓬水气抑制欲升的火气，火的郁气要发作，必须等到其当位时，君火相火同时刺心包经的荥穴劳宫。天冲木气抑制欲升的土气，土的郁气要发作，必须等到其当位时，可刺足太阴的腧穴太白。天英火气抑制欲升的金气，金的郁气要发作，必须等到其当位时，可刺手太阴的经穴经渠。天芮土气抑制欲升的水气，水的郁气要发作，必须等到其当位时，可刺足少阴的合穴阴谷。

本病论篇 第七十三（遗篇）

本篇分析了天地气交时发生异常的原理以及神明失守导致死亡的原因。

帝曰：升降不前，愿闻其故，气交有变，何以明知？

岐伯曰：昭乎哉问，明乎道矣？气交有变，是谓天地机，但欲降而不得降者，地窒刑之。又有五运太过，而先天而至者，即交不前，但欲升而不得其升，中运抑之，但欲降而不得其降，中运抑之。于是有升之不前，降之不下者，有降之不下，升而至天者，有升降俱不前，作如此之分别，即气交之变。变之有异，常各各不同，灾有微甚者也。

气交：是指天地阴阳二气相互感应而交合的过程。天气下降，地气上升，阳气下降，阴气上升，则产生气交。气交而化生万物，气交而产生生命。

读书笔记

【白话译文】

黄帝说：升降运动受阻，想听听这其中的缘故，怎样才能知道气交发生变化？

岐伯说：问得真详细，这说明您已通晓大道理了。

气机交互变化之所以会发生，是天地的运行规律所决定的，在天之气想要下降而不能下降，从而发生变化，主要是在地的五之气相互抑制、同时克制所引起的。另外，有时五运太过，气运早于节令来临，气的交替就无法实施。要升而不能升，要降而不能降，都是由于受到中运的阻抑。于是就有升不上去，降不下来的；有降不下来，升上天去的；有升降都不能完成的。这种情况，就是气交的变异。异常的变化，总是各不相同的，所导致的灾害也有轻有重。

🌀 **人久坐湿地，强力入水即伤肾，肾为作强之官，伎巧出焉。因而三虚，肾神失守，神志失位，神光不聚，却遇水不及之年，或辛不会符，或丙年失守，或太阳司天虚，有黄尸鬼至，见之令人暴亡。**

【白话译文】

人若久生在潮湿之地，或强力劳动后下水，就会伤肾。肾是振作坚强的器官，技巧由肾生出。由于三虚，肾神失守，神志失位，神光不聚，又遇到水运不及的年份，辛年司天与在泉之气不合，或丙年司天之气失守，或太阳司天气运不及，如果有黄尸鬼传布土疫，就会使人突然死亡。

至真要大论篇 第七十四

带你读

本篇论述了五脏、五气与药物性味的关系及补泄的方法；阐述了药物方剂的配伍原则。

岐伯曰：木位之主，其泻以酸，其补以辛；火位之主，其泻以甘，其补以咸；土位之主，其泻以苦，其补以甘；金味之主，其泻以辛，其补以酸；水位之主，其泻以咸，其补以苦。厥阴之客，以辛补之，以酸泻之，以甘缓之。少阴之客，以咸补之，以甘泻之，以咸收之；太阴之客，以甘补之，以苦泻之，以甘缓之。少阳之客，以咸补之，以甘泻之，以咸软之。阳明之客，以酸补之，以辛泻之，以苦泄之。太阳之客，以苦补之，以咸泻之，以苦坚之，以辛润之，开发腠理，致津液通气也。

【白话译文】

岐伯说：厥阴风木主气之时，泻用酸味药，补用辛味药；少阴君火、少阳相火主气之时，泻用苦味药，

木位之主：木位，即初之气厥阴风木之位。木位之主，就是初之气厥阴风木主气之时。主，是主气。下文火、土、金、水之主同此。

读书笔记

补用咸味药；太阴湿土主气之时，泻用苦味药，补用甘味药；阳明燥金主气之时，泻用辛味药，补用酸味药；太阳寒水主气之时，泻用咸味药，补用苦味药；厥阴客气胜所引起的病证，补用辛味药，泻用酸味药，缓解挛急用甘味药；少阴客气胜所引起的病证，补用咸味药，泻用甘味药，收敛用咸味药；太阴客气胜所引起的病证，补用甘味药，泻用苦味药，缓解挛急用甘味药；少阳客气胜所引起的病证，补用咸味药，泻用甘味药，软坚用咸味药；阳明客气胜所引起的病证，补用酸味药，泻用辛味药，发泄邪气用苦味药；太阳客气胜所引起的病证，补用苦味药，泻用咸味药，使水气坚固不流失用苦味药，使人体润泽用辛味药。这些方法都是为了疏通肌肤的腠理，布散津液，宣通气血。

药物的性味与五脏、五气的关系

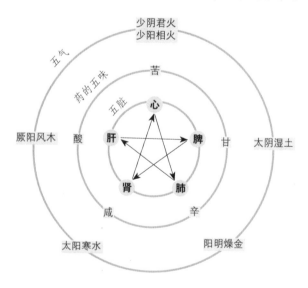

🌀 帝曰：善。方制君臣何谓也？

岐伯曰：主病之谓君，佐君之谓臣，应臣之谓使，非上下三品之谓也。

帝曰：三品何谓？

岐伯曰：所以明善恶之殊贯也。

善恶之殊贯：这里指药物的有毒无毒之分。

【白话译文】

黄帝说：讲得很好！制方分君药、臣药，是什么意思？

岐伯回答：君药是对疾病起主要治疗作用的药物，臣药是辅佐君药发挥治疗作用的药物，使药是协助臣药的药物，并不是指药物的上、中、下三品。

黄帝进一步问道：三品是指什么？

岐伯回答：三品是针对药物毒性大小而言的。

方剂的君、臣、佐、使

君药：君指君王，至高无上。在方剂中起主要治疗作用的药物

佐药：佐助药，配合君药、臣药以加强治疗作用

使药：引经药，能引导方中药物的药力直达病所

臣药：臣为大臣，辅佐君王。在方剂中是辅助君药加强其治疗作用的药物

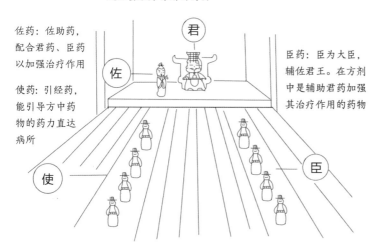

✏️ 读书笔记

著至教论篇 第七十五

名家 带你读

本篇阐述了三阳相并时所发生的疾病和对人的危害、诊断方法。

独至：重至。

漏病：指大小便失禁之病。

> 帝曰：三阳独（zhuó）至者，是三阳并至，并至如风雨，上为巅疾，下为漏病。外无期，内无正，不中经纪，诊无上下，以书别。

【白话译文】

黄帝说：所谓三阳独至是指三阳之气合并而至。三阳之气合并而至时，其病来势就像风雨一样迅疾，向上侵袭人体头部，使人头部发生疾病；向下侵袭人体下部，使人出现二便失禁的症状。所引起的病理变化，外没有一定的脉色可观察，内没有特定的征象可以分辨，而且这病变也没有固定的规律可以遵循，因此诊断时不能记录分辨病位是属上还是属下。

礔砺：即霹雳。

滂溢：水满的样子。

> 帝曰：三阳者，至阳也，积并则为惊，病起疾风，至如礔砺，九窍皆塞，阳气滂溢，干嗌喉塞。

并于阴，则上下无常，薄为肠澼，此谓三阳直心，坐不得起，卧者便身全。三阳之病。且以知天下，何以别阴阳，应四时，合之五行。

【白话译文】

黄帝说：三阳之气合并后，阳气就极盛，且积在一起使人产生惊惧，病起如疾风，病势猛如霹雳，九窍闭塞不通，阳气过盛而满溢，于是出现咽干喉塞的症状。如果阳气内并于阴，上下就会失常，下迫肠道形成肠澼。如果三阳之气直冲于心，患者就会坐下不能起，卧下感觉身体沉重。这就是三阳合并所产生的疾病。这里说明了，想要知晓天和人相应的关系，就要知道如何辨别阴阳，以及其与四时、五行相合的道理。

三阳相并

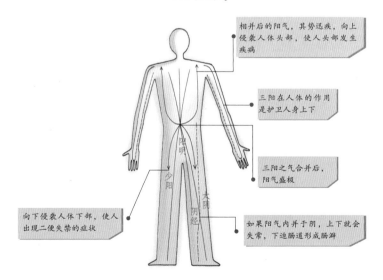

相并后的阳气，其势迅疾，向上侵袭人体头部，使人头部发生疾病

三阳在人体的作用是护卫人身上下

三阳之气合并后，阳气盛极

向下侵袭人体下部，使人出现二便失禁的症状

如果阳气内并于阴，上下就会失常，下迫肠道形成肠澼

读书笔记

示从容论篇 第七十六

本篇指出医生在诊断时，应能够运用取类比象的方法，从容不迫、沉着地分析病症。

怯然：怯弱的样子。

菀热：郁热。

消索：散尽、消散。

读书笔记

雷公曰：于此有人，头痛筋挛骨重，**怯然**少气，哕噫腹满，时惊不嗜卧，此何脏之发也？脉浮而弦，切之石坚，不知其解，复问所以三脏者，以知其比类也。

帝曰：夫从容之谓也，夫年长则求之于腑，年少则求之于经，年壮则求之于脏。今子所言皆失。八风**菀熟**，五脏消烁，传邪相受。夫浮而弦者，是肾不足也；沉而石者，是肾气内着也；怯然少气者，是水道不行，形气消索也。咳嗽烦冤者，是肾气之逆也。一人之气，病在一脏也。若言三脏俱行，不在法也。

【白话译文】

雷公说：有这样一种患者，头痛，筋脉挛急，骨节沉重，畏怯，少气，呃逆，嗳气，腹部胀满，时常惊恐，不想睡觉。这是哪一脏的病变所导致的疾病？脉象浮而弦，但重按时却坚硬如石。我不知是什么道理，之所以反复问这三脏，是想知道比类的方法。

黄帝说：这应从容不迫地对疾病的分析。一般来说，老年人的病应从六腑探求，少年的病从经脉探求，壮年人从五脏探求。而您笼统地说脾、肝、肾三脏，就不完全正确了。八风郁结发热，五脏消灼，病邪传变相受。脉浮弦，表明肾气不足；脉沉石，表明肾气附着于内而不运行；畏怯气少，表明水液不能输布以致形气消散；咳嗽、烦闷，表明肾气上逆。这种病状，说明只是肾脏一脏发生了病变，如果说是肾、肝、脾三脏都发生了病变，就不符合医学的道理了。

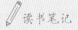
读书笔记

疏五过论篇 第七十七

名家 带你读

本篇论述了医生在诊治过程中容易犯的五种过错，强调医生必须在治病之前了解掌握病情，注意患者的生活环境、身体状况、精神情绪等对疾病的印象；指出了诊治的几项关键要领。

雌雄表里：此指经脉而言。如六阴为雌，六阳为雄，阳脉行表，阴脉行里。

读书笔记

🌀 故曰：圣人之治病也，必知天地阴阳，四时经纪，五脏六腑，雌雄表里，刺灸砭石、毒药所主，从容人事，以明经道，贵贱贫富，各异品理，问年少长，勇怯之理，审于分部，知病本始，八正九候，诊必副矣。

【白话译文】

因此，高明的医生在治疗疾病时，必须了解天地阴阳的变化，四时寒暑的变迁，经脉的分布、联属，五脏、六腑阴阳表里的关系，针、灸、毒药、砭石各种治疗方法所对应的病证，从容地审察人情事理，以明了经论的道理。患者的贵贱贫富、品质标格都不相同。从年龄长幼，分析患者的性格是勇是怯。审察病位，分析疾病初起情况，然后可以参照八风正气、九候脉象来全面分析，如此就称得上完备无缺的诊断了。

"八正九候"诊治之法

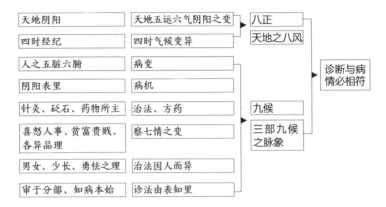

诊病中的五种过失

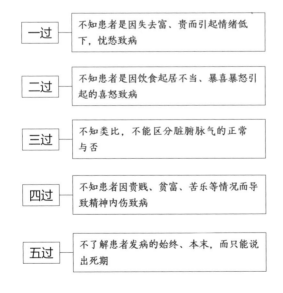

📝 读书笔记

徵四失论篇 第七十八

本篇分析了医生在治疗疾病时容易犯的四种过失，及这些过失产生的原因；指出学医要遵循医学道理，并深入地学习钻研。

坐之薄厚：坐，居处。坐之薄厚，指居住环境的优劣。

读书笔记

诊不知阴阳逆从之理，此治之一失矣。受师不卒，妄作杂术，谬言为道，更名自功，妄用砭石、后遗身咎，此治之二失也。不适贫富贵贱之居，坐之薄厚，形之寒温，不适饮食之宜，不别人之勇怯，不知比类，足以自乱，不足以自明，此治之三失也。诊病不问其始，忧患饮食之失节，起居之过度，或伤于毒，不先言此，卒持寸口，何病能中，妄言作名，为粗所穷，此治之四失也。

【白话译文】

治疗中失败的第一个原因是在诊治疾病时不知道阴阳逆从的道理。治疗中失败的第二个原因是从师学习还没有终止，学业未精，却妄自使用旁门杂术，把错误的言论当做真理，变更名目，乱用针石，给自己遗留下过错。治疗中失败的第三个原因是不理解贫富贵贱的状况、居住环境的好坏、形体的寒温，不理解饮食的宜否，不能区别性情上的勇敢和怯弱，不知道分析时要用比类的方法，像这样就容易使自己的思想产生混乱，不能完全使自己的头脑保持清醒。治疗中失败的第四个原因是诊病不问疾病初起的情况，是由于精神刺激，饮食失去节制，生活起居超越常规，还是中了毒？不先询问清楚这些情况，突然诊察患者的脉象，怎能诊中病情？信口雌黄，乱定病名，由于粗心大意而陷入困境。

医者四失

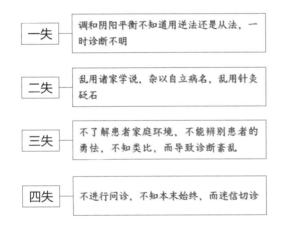

一失	调和阴阳平衡不知道用逆法还是从法，一时诊断不明
二失	乱用诸家学说，杂以自立病名，乱用针灸砭石
三失	不了解患者家庭环境，不能辨别患者的勇怯，不知类比，而导致诊断紊乱
四失	不进行问诊，不知本末始终，而迷信切诊

读书笔记

阴阳类论篇 第七十九

本篇讲述了三阴三阳经的分布特征和脉象；介绍了三阴三阳经脉雌雄的含义和作用。

雷公曰：臣悉尽意，受传经脉，颂得从容之道，以合《从容》，不知阴阳，不知雌雄。

帝曰：三阳为父，二阳为卫，一阳为纪。**三阴为母**，二阴为**雌**，一阴为独使。

三阴为母：三阴，即太阴。太阴能滋养诸经，故称为"母"。

雌：指内守。

【白话译文】

雷公说：我已完全听懂您的意思，把您以前传授给我的经脉学知识及从前我所诵读的《从容》这本书的理论，同您今天讲的内容相结合，但我还是不十分明白其阴阳雌雄的含义。

黄帝说：三阳指的是太阳经，为六经之首，地位尊贵，就像父亲；二阳指的是阳明经，能抵御邪气的侵袭，就像护卫；一阳指的是少阳经，出入二阳之间，就像枢纽。三阴指的是太阴经，能输送精华，营养全

读书笔记

身，就像母亲；二阴指的是少阴，性静内守，就像雌性；一阴指的是厥阴经，为阴尽阳生之处，能沟通人体的阴阳之气，就像使者。

阴阳经脉雌雄的含义

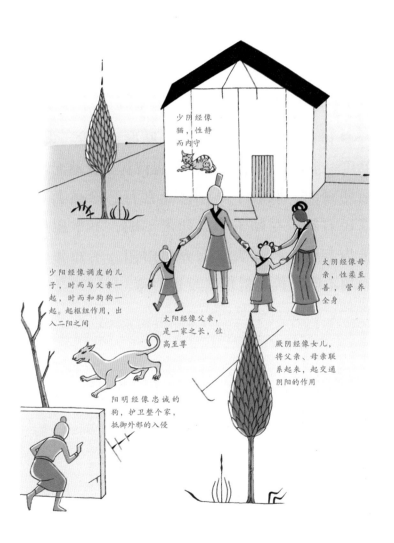

少阴经像猫，性静而内守

少阳经像调皮的儿子，时而与父亲一起，时而和狗狗一起。起枢纽作用，出入二阳之间

太阳经像父亲，是一家之长，位高至尊

太阴经像母亲，性柔至善，营养全身

厥阴经像女儿，将父亲、母亲联系起来，起交通阴阳的作用

阳明经像忠诚的狗，护卫整个家，抵御外邪的入侵

读书笔记

方盛衰论篇 第八十

本篇阐述了诊断疾病要十度的原则，强调了全面诊断的重要意义。

十度：度，衡量
之意。十度，就
是度脉、脏、肉、筋、
腧的阴阳虚实。

颇阳：偏阳。

诊有 十度（duó)，度人脉度、脏度、肉度、筋度、俞度。阴阳气尽，人病自具。脉动无常，散阴颇阳，脉脱不具，诊无常行，诊必上下，度民君卿，受师不卒，使术不明，不察逆从，是为妄行，持雌失雄，弃阴附阳，不知并合，诊故不明，传之后世，反论自章。

【白话译文】

有五种诊断疾病的方法，这五种方法为脉度、脏度、肉度、筋度、腧度。如果将五者再各分阴阳则分为十度，那么对病情就自然能获得全面正确的了解。脉的搏动本身并无常规，如果脉阴阳散乱，或偏于阴盛，或偏于阳盛，或脉搏不明显，诊断上又没有常规，诊断时就必须上达人迎下及趺阳，此外还必须考虑患

/读书笔记

者是平民还是君卿。如果从师还没有毕业，则医术不高明，临床之中就不能辨别逆证、顺证，治疗时非常盲目，或者补阳伤阴，或者补阴损阳，不知道分析时全面收集资料，因此诊断上就不明确，这种方法如果传于后世，其缺点就会自然地显露。

读书笔记

解精微论篇 第八十一

本篇论述了流泪、流涕与精神情绪关系的病理，分析了哭泣而不流泪、哭泣时涕泪不同时流出的原因。

公请问：哭泣而泪不出者，若出而少涕，其故何也？

帝曰：在经有也。

复问：不知水所从生，涕所从出也。

帝曰：若问此者，无益于治也。工之所知，道之所生也。夫心者，五脏之专精也，目者其窍也，华色者其荣也。是以人有德也，则气和于目，有亡，忧知于色。是以悲哀则泣下，泣下水所由生。水宗者，积水也。积水者，至阴也。至阴者，肾之精也。宗精之水所以不出者，是精持之也，辅之裹之，故水不行也。夫水之精为志，火之精为神，水火相感，神志俱悲，是以目之水生也。故谚曰：心悲名曰志悲，志与心精，共凑于目也。是以俱悲则神气传于心精，上不传于志，而志独悲，故泣出也。泣涕者，脑也，脑者，阴也。髓者，骨之充也。故脑渗为涕。志者骨之主也，是以水流而涕从之者，其行类也。夫涕之与泣者，譬如人之兄弟，急则俱死，生则俱生，其志以早悲，是以涕泣俱出而横行也。夫人涕泣俱出而相从者，所属之类也。

【白话译文】

雷公问道：是什么原因使人哭泣而不流泪，或者即使流泪，但很少有鼻涕？

黄帝说：在医经中这些都有记载。

于是雷公又问道：泪水是怎么产生的？鼻涕是怎么形成的？

黄帝说：这些问题对治疗是没有益处的，但都是医生应该知道的，因为这些属于医学理论的一部分。人身五脏六腑的主宰是心，两眼是心的外窍，面部的光华、色泽是心荣于外的表现，因此当人心情舒畅时，喜悦之情就会在眼睛里表现出来；当人失意时，忧伤之怀就在面色上表现出来。正因为这样，人悲痛时就会哭泣，哭泣时就产生泪水，体内蓄积的水液是泪的本源。蓄积的水液是至阴，至阴又是肾脏的精气。蓄积于体内的水液平衡时就不会流出来，这是由于受到肾精的控制，精气将水液约束着、包裹着，所以水液不能随便外流。水的精气是志，火的精气是神，水火相互感应，神志都感觉到悲伤，所以就产生了泪水。所以，心神、肾志都悲伤时，神气传到心精，而不是下传到肾志，于是肾志单独悲伤，所以就有泪水流出来。涕泣又属于脑，脑是阴，脑髓充养于骨，所以脑髓渗溢就化成涕。肾志是骨的主宰，泪水出而鼻涕也随之流出，是因为涕、泪属于同一类。鼻涕和眼泪就像兄弟，同生死共患难。如果肾志悲哀，涕泪就会一起流出来。人的鼻涕、眼泪一起外流而相伴，是因为涕、泪属于同类物质。

涕、泪的形成

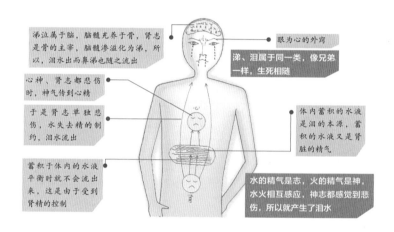

涕泣属于脑，脑髓充养于骨，肾志是骨的主宰，脑髓渗溢化为涕，所以，泪水出而鼻涕也随之流出

眼为心的外窍

涕、泪属于同一类，像兄弟一样，生死相随

心神、肾志都悲伤时，神气传到心精

于是肾志单独悲伤，水失去精的制约，泪水流出

体内蓄积的水液是泪的本源，蓄积的水液又是肾脏的精气

蓄积于体内的水液平衡时就不会流出来，这是由于受到肾精的控制

水的精气是志，火的精气是神，水火相互感应，神志都感觉到悲伤，所以就产生了泪水

读书笔记